医師が考案した最強の抗がんレシピ

がんをやっつける400℃スープ

福田一典
銀座東京クリニック院長

自由国民社

3ステップでつくる 40℃スープが がんをやっつける!

ステップ **1** くわしくは 28〜29ページで紹介!
アブラナ科野菜を煮る

ステップ **2**
40℃以下まで冷ます

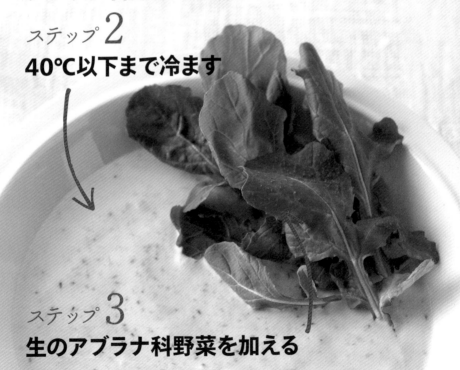

ステップ **3**
生のアブラナ科野菜を加える

40℃スープががんをやっつける効果については、 14〜23ページでくわしく解説します!

ブロッコリーやキャベツ、ルッコラなどの
アブラナ科野菜に含まれる2つの成分が
化学反応して新たに生成される化学物質には、
がんをやっつける絶大なパワーがあります。

その抗がん効果を最大限に得るためには、
煮汁ごと食べる「スープ」であること、
また**「40℃」以下に冷ます**ことがとても重要です。

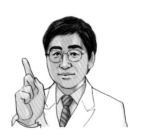

銀座東京クリニック院長
福田 一典

株式会社ツムラ・中央研究所部長、
国立がんセンター研究所・がん予防研究部・
第一次予防研究室室長を歴任。
現在も、がんの漢方治療と補完・代替医療の実践に尽力している

多くの医学的エビデンスが示す
抗がん効果をＭＡＸに高める
40℃スープの秘密とは？

　長年、がんの予防と治療に携わってきた私が、がんをやっつけることに役立つ食品として、最も重要だと考えているのは**アブラナ科野菜**（28 ～ 29 ページ参照）です。

　アブラナ科の植物の特徴は、グルコシノレートという物質を含むことです。このグルコシノレートは、ミロシナーゼという酵素によって分解されるとイソチオシアネートという非常に辛い物質に変化します。わさびや大根をすり下ろすと辛みが生まれるのは、植物の細胞が壊れて、グルコシノレートとミロシナーゼが化学反応を起こし、このイソチオシアネートが生成されるからです。

　アブラナ科野菜は、この辛み成分のイソチオシアネートによって、昆虫などの捕食者を忌避させて身を守っているのですが、人体においては**強力な抗がん効果**を発揮して、がん細胞の発生と増殖、転移を抑え、さらに**抗がん剤の効果も向上させる**ことが多くの医学的研究の結果によって示されているのです。

　抗がん効果のある物質としてとても有名なスルフォラファンも、このイソチオシアネートのひとつです。

　ただし、イソチオシアネートによる抗がん効果の大きさは、アブラナ科野菜の調理方法によって大きく左右されることを忘れてはいけません。

　ポイントは、ズバリ **40℃**という温度にあります。

　その理由は、２つの成分のうちグルコシノレートは耐熱性が高い

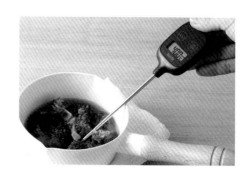

のですが、たんぱく質であるミロシナーゼは加熱調理の過程で変性してしまい、酵素としての働きがなくなってしまうからです。

「では、生のまま食べればいいのでは？」

と思われるかもしれませんが、実はミロシナーゼが最も活発に働くのは、35〜40℃の温度下であることがさまざまな研究結果によってあきらかになっています。生食した場合でも抗がん効果は期待できるのですが、40℃スープに比べるとその効果は小さくなります。

また、がん治療中の人が無農薬や減農薬の野菜を生食することは、感染症などに罹患するリスクを否定できないため、あまり推奨できないという事情もあります。

私が40℃スープを勧める理由は、これらの事実に基づいています。

40℃スープの利点は、それだけではありません。ミロシナーゼ活性によって生成されるイソチオシアネート類は、熱で分解されやすいのですが、40℃スープであればその抗がん効果の恩恵を損なうことなく受けられます。また、生食では体内に吸収されにくいポリフェノール類、アルカロイド類などの抗がん成分をしっかり摂取できるという利点も大きいです。

さらにオメガ3やオリーブオイルを組み合わせることで、**40℃スープはがん治療において最強の食事になる**ことも言及しておきます。

銀座東京クリニック　院長　福田一典

目次

第１章
がんをやっつける 40℃スープの効果

第２章
がんをやっつける 40℃スープの
基本レシピ

第3章
がんをやっつける 40℃スープ ＋オメガ3・オリーブオイルレシピ

第4章
がんをやっつける 40℃スープ
＋たんぱく質レシピ

第5章
がんをやっつける 40℃スープ
＋食物繊維レシピ

第6章
がんをやっつける 40℃スープ
＋発酵食品レシピ

［スタッフ］

プロデュース・企画・編集　西田貴史（manic）

レシピ考案・調理　西益屋ハイジ（manic）

撮影　中島聡美（28-31、70、110、128ページを除く）

スタイリング　中野麿里

著者キャラクターイラスト　micano

撮影協力　UTUWA

本書の使い方

1 基本の「ブロッコリースープ＋大根おろし」を つくって食べよう！

→ 12〜13 ページ

この「ブロッコリースープ＋大根おろし」は、
著者が開発した本書制作のきっかけとなったスープです。
このスープを毎食食べるだけでも、
がん細胞の発生と増殖を抑える効果があります。

2 がんをやっつけるアブラナ科野菜の種類＆ 「＋ミロシナーゼ」のレパートリーをチェック！

→ 28〜31 ページ

さまざまなアブラナ科野菜を使い、組み合わせれば
40℃スープのバリエーションが広がります。
第2章の基本レシピ（32 〜 47 ページ）も確認！
毎日、おいしく楽しみながら、がんをやっつけましょう。

3 オメガ3・オリーブオイル、たんぱく質、 食物繊維、発酵食品を 40℃スープにプラス！

→ 50〜127 ページ

40℃スープにさまざまな栄養素を含む食品をプラス
することで、がんをやっつける効果がアップします。
特にオメガ3・オリーブオイルをプラスすれば、
40℃スープはがんをやっつける最強の食事メニューとなります。

> 本書のレシピの計量単位は、大さじ 1 = 15ml、小さじ 1 = 5ml です

第1章

がんをやっつける40℃スープの効果

グルコシノレートとミロシナーゼが化学反応することで、抗がん効果を発揮するイソチオシアネートが生成されるメカニズムを中心に、40℃スープの健康効果について解説します。

基本のレシピ
「ブロッコリースープ＋大根おろし」
をつくってみよう

材料（1人分）
ブロッコリー……100g
水……150ml
大根おろし……100g
白だし……小さじ1

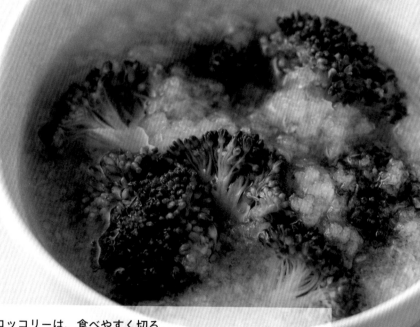

作り方
① ブロッコリーは、食べやすく切る
② 鍋に水を入れて中火にかけ、沸騰したらブロッコリーを加え、
　 弱火にして煮る
③ ブロッコリーが好みの硬さに煮えたら火を止め、
　 白だしで調味する
④ 40℃以下まで冷めたら大根おろしを加えて軽く混ぜ、器に盛る

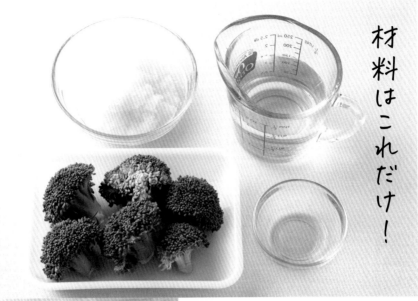

材料はこれだけ！

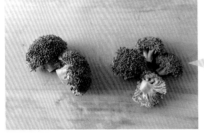

POINT 少量の水で煮やすいように、
野菜は写真右のように
小ぶりにカットするとよい

POINT スープの具が煮えたら、
火を止めて 40℃以下まで冷ます。
温度計を用意して、きちんと測る

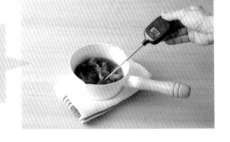

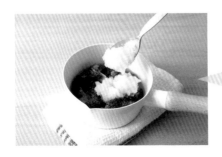

POINT 40℃以下まで冷めてから、
生のアブラナ科野菜
（大根おろし）を加える

40℃スープの効果と利点①

イソチオシアネートが がんをやっつける

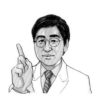

①通常のグルコシノレートとミロシナーゼは、細胞壁で隔離され、接触することはないが……

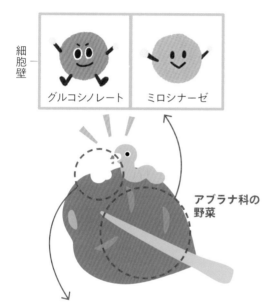

細胞壁

グルコシノレート　　ミロシナーゼ

アブラナ科の野菜

> ···POINT···
>
> イソチオシアネートは非常に辛い物質で、その刺激によって昆虫などの捕食者に食べられることを防いでいる。人体では、強力な免疫効果を発揮して、がん細胞の発生・増殖を抑える！

②虫などが食べることによって、細胞が壊されると接触して化学反応を起こし……

壊れた細胞壁

③**イソチオシアネート**が 生成される

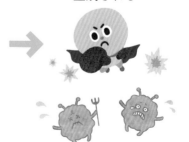

がん細胞

アブラナ科野菜に含まれる
グルコシノレート（からし油配糖体）と
ミロシナーゼ（糖分解酵素）は、細胞壁で
隔離され、通常は接触することはありません。
しかし、虫などの捕食者が食べることで
細胞壁が壊れると、接触して化学反応を起こし、
イソチオシアネート（からし油）を生成します。
イソチオシアネートの一種のスルフォラファンは、
人体において強力な免疫力増強作用や
抗がん作用を発揮します。
グルコシノレートには多数の種類があり、
ミロシナーゼとの反応によって
スルフォラファン以外にも、インドール-3-カルビノー
ルなど、強い抗がん作用をもった物質を生成し、
これらの成分の相乗作用によって、強力にがん細
胞の発生・増殖を抑えます。また、
抗がん剤治療や免疫療法の効果を
向上させることも報告されています。

40℃以下に冷ますことで 抗がん効果をMAXに高める

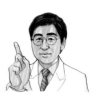

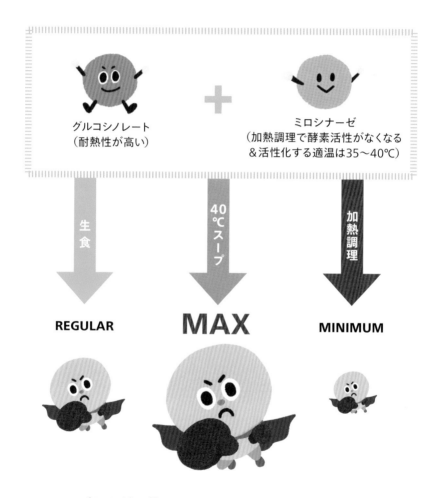

グルコシノレート
（耐熱性が高い）

＋

ミロシナーゼ
（加熱調理で酵素活性がなくなる
＆活性化する適温は35〜40℃）

生食

40℃スープ

加熱調理

REGULAR

MAX

MINIMUM

**アブラナ科野菜を調理して得られる抗がん効果は、
40℃スープで最大限に発揮される！**

グルコシノレートとミロシナーゼは、
その耐熱性において大きく性質が異なります。
耐熱性の高いグルコシノレートは、
加熱しても変わりませんが、
ミロシナーゼは、加熱調理で変性してしまい、
糖を分解する酵素活性が失われてしまうのです。
つまり、加熱調理をしたアブラナ科野菜を
アツアツのまま食べても、イソチオシアネートなどの
抗がん物質の効果はほとんど発揮されないのです。
しかし、加熱調理をしたアブラナ科野菜を
40℃以下まで冷ましてから、
さらに生のアブラナ科野菜をプラスすれば、
ミロシナーゼの分解力は十分活性化され、
イソチオシアネートなどの抗がん物質は、
豊富に生成されます。
また、ミロシナーゼが活性化する適温は、
35 〜 40℃であるため、
その効果は生食するよりも
40℃スープのほうが高くなるのです。

40℃スープの効果と利点③

生食するよりも
有効成分を吸収しやすい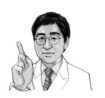

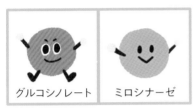

細胞壁が壊れにくい

加水と加熱の効果で
細胞壁が壊れやすい

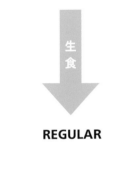

REGULAR

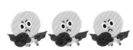

MAX

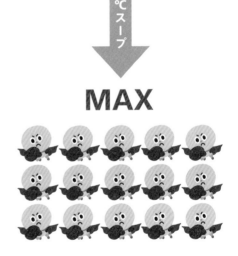

**生食するよりも、加水して加熱するスープのほうが
有効成分が多く溶け出しやすく、吸収しやすい**

※グルコシノレートとミロシナーゼだけでなく、植物に多く含まれるフラボノイドなどのポリフェノール類、アルカロイド類などの抗がん成分も、生食するよりスープで摂ったほうが吸収がよくなります。

植物の細胞は、硬い細胞壁に囲まれているため、
野菜に含まれる成分は、
生食では体内にあまり吸収されません。
馬や牛などの草食動物は、植物の細胞壁を形成する
繊維の主要成分である「セルロース」を消化する
酵素を持っていますが、人間は持っていません。
また、草食動物の消化器官には、
セルロースを分解する微生物が生息しており、
胃や盲腸の中で発酵させることで、
生の植物の有効成分をしっかり吸収できます。
しかし、人間はその微生物を有しておらず、
生の植物を発酵させるには大腸の長さも足りないため、
生食した場合の有効成分の吸収力は低くなります。
40℃スープの調理では、
アブラナ科野菜に水を加えて加熱することで、
植物の細胞壁が壊れやすくなり、
グルコシノレートやミロシナーゼなどの
有効成分が十分に抽出され、
体内での吸収力も高まるのです。

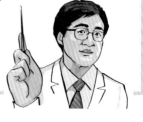

40℃スープの効果と利点④

がん治療中でも安心
＆体を温めて免疫力アップ

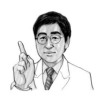

比較項目	生食	40℃スープ	健康効果の比較
アブラナ科野菜の摂取量	多くの量は食べにくい	たくさん食べられる	40℃スープのほうが有効成分の恩恵を受けやすい
有効成分	有効成分を抽出しにくく、体内で吸収しづらい	有効成分を抽出しやすく、体内で吸収しやすい	40℃スープのほうが有効成分の恩恵を受けやすい
無農薬や減農薬の野菜	寄生虫の卵や病原菌が付着している可能性がある	寄生虫の卵や病原菌のリスクはない	がんの治療中の場合は、感染症のリスクがある生食よりも、40℃スープのほうが安心
体温への影響	体を冷やす	体を温める	40℃スープのほうが免疫力をアップする効果が期待できる
ビタミンC	豊富に含まれる	野菜に含まれる他の抗酸化物質とともに煮るのでほぼ分解されず、汁ごと飲むことで損失の心配もない	どちらもビタミンCの恩恵を十分受けられる

**アブラナ科野菜の食べ方としては、多くの点において
生食よりも 40℃スープのほうが健康効果を得やすい**

グルコシノレートとミロシナーゼが接触し、

化学反応を起こすことで生成される

イソチオシアネートのスルフォラファンやインドール-3-

カルビノール、また胃の中で生成されるジインドリルメ

タンなど多くの抗がん物質の恩恵を受け、

がん細胞の発生・増殖をしっかり抑えるためには、

アブラナ科野菜を効果的に摂る必要があります。

左の表のとおり、

生食と40℃スープを比較すると、多くの点において、

40℃スープのほうが健康効果を得やすいことが

ご理解いただけると思います。

また、がんの治療中の場合、抗がん剤を投与すると

どうしても体の免疫力が低下してしまうため、

感染症にかかるリスクが高くなります。

つまり、無農薬や減農薬の野菜を生食することは、

感染症のリスクがあるのです。

生野菜をたくさん食べると体が冷えますが、

40℃スープであれば、体を温めて

免疫力のアップも期待できます。

40℃スープの効果と利点⑤

野菜の旨味効果で薄味でも
おいしく、減塩・減糖できる

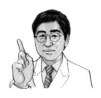

40℃スープの汁には、
野菜の旨味がたっぷり！
調味料は控えめでOK！

※本書で紹介している多くのレシピは、調味せずに、野菜そのものの風味だけでも、おいしくいただけます

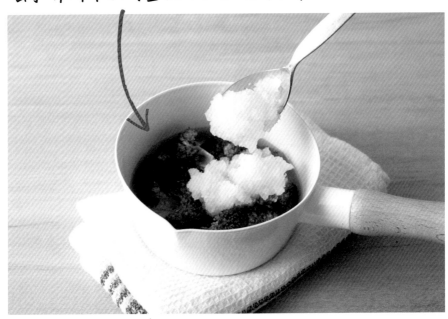

**野菜そのものの旨味を活かした40℃スープで、
おいしく減塩・減糖し、
がん細胞の発生・増殖をさらに抑える！**

少量の水分でアブラナ科の野菜を煮る

40℃スープの汁には、野菜の旨味がたっぷり

溶け出しているため、薄味でもおいしくいただけます。

調味料には塩分だけでなく、糖分を多く含むものも

少なくないため、使い過ぎには要注意！

野菜の旨味をそのまま味わえる 40℃スープで、

ぜひ減塩・減糖の食生活をおくってください。

「塩分＝ナトリウム」を摂り過ぎると、

血中のナトリウム濃度を下げようとする働きで、

血管の浸透圧によって水分が血液内に入り、

血圧が高くなります。高血圧は、血管の老化現象である

動脈硬化を促進し、心筋梗塞や脳卒中の原因になります。

さらに血液や血管のコンディションの悪化は、

がんのリスクを高めることにもつながります。

糖分は、がん細胞が増殖するための

エネルギー源となります。糖分の摂り過ぎは、

直接的にがんのリスクを高めてしまうのです。

逆にいえば、糖分を断つことで、

がん細胞を兵糧攻めにすれば、

その増殖を抑えることができるのです。

がんをやっつける！
そのために控えるべき食品とは？

甘いものや糖質

糖分は、がん細胞が増殖するためのエネルギー源となります。甘いものや糖質は、控えめにすべきです。かぼちゃや玉ねぎ、根菜類などは、野菜でも糖分が多いので注意が必要です。

オメガ6

大豆油、ごま油、コーン油、麻の実油などは、炎症や組織のダメージを悪化させ、がん細胞の増殖を促進します。心筋梗塞や脳卒中の原因となる血栓もできやすくなります。

ハム・ソーセージ
などの加工肉

ハムやソーセージ、ベーコンなどの加工肉は、大腸がんのリスクを高めるという研究報告があります。

トランス脂肪酸

マーガリンやショートニングなど、人工的に加工した脂肪に多く含まれるトランス脂肪酸は、動脈硬化を促進し、心血管疾患のリスクを高めます。炎症を促進して、がんにも悪影響を及ぼします。

アブラナ科野菜のように、がんをやっつける食品もあれば、摂り過ぎると「がんを育ててしまう食品」もあることを忘れてはいけません。
特に注意が必要なのは、甘いものや糖質、ハムやソーセージなどの加工肉、オメガ6、トランス脂肪酸です。

第2章

がんをやっつける
40℃スープの
基本レシピ

40℃スープをつくるために便利なグッズと基本のだし・スープ、がんをやっつけるアブラナ科野菜の種類＆「＋ミロシナーゼ」のレパートリーと基本のスープレシピを紹介します。

便利なグッズ&
基本のだし・スープ

40℃スープをつくりやすくなるグッズ

**小ぶりの鍋や
フライパンが便利**

1人分の具材を少量の水で煮るためには、鍋やフライパンは、小ぶりのものがよい。鍋は、ミルクパンがおすすめ！

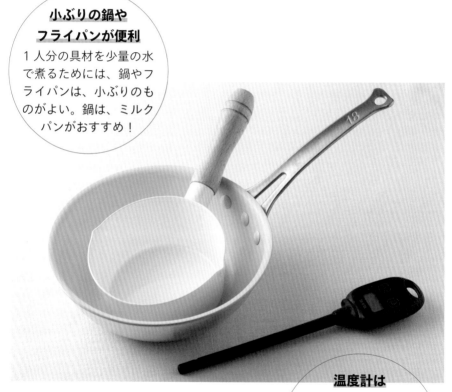

**温度計は
必須アイテム**

ミロシナーゼの活性を高めるためには、きちんとした温度管理をすることが大切！料理用の温度計を用意しよう！

基本のだし・スープ

だし（和風のスープなどに）

材料

材料
昆布……1 枚（10cm 角）　かつおぶし……20g
水……1.5 ℓ

作り方
①鍋に分量の水と昆布を入れ、2 時間おく
②強火にかけ、沸騰する直前に昆布を取り出し、
　かつおぶしを加えて火を止める
③常温まで冷ましてから、ザルなどで濾す
※ピッチャーなどに入れて冷蔵庫で 1 週間程度
　保存できる

だしパックや
顆粒だしでも OK

手軽に済ませたいときは、市販のだしパックを煮だしたもの、また、市販の顆粒だしを煮溶かしたものでもOK！

スープ（洋風・中華風のスープなどに）

材料
鶏むね肉……1 枚
だしパック……1 パック　塩……小さじ 1
水……適量

作り方
①鍋に鶏むね肉がひたひたに浸かる分量の水を入
　れ、中火にかける
②沸騰したら鶏肉、だしパック、塩を入れる
③再沸騰したら弱火にし、3 分煮る（写真A）
④火を止めてフタをし、そのまま常温まで冷ます
　（写真B）
※冬季など室温が低いときは、鍋にふきん等を被
　せてゆっくり冷ます（写真C）
※鶏肉は、蒸し鶏としてスープの具やサラダなど
　に使用できる。ラップにくるんで保存容器に。
　スープは適当な容器に入れて冷蔵庫保存する。
　ともに 1 週間程度で使い切るようにする

市販のコンソメ、
中華スープでも◎

市販されている顆粒や粉末のコンソメ、中華スープを煮溶かしたものでもおいしくできる！

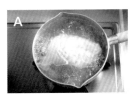

A

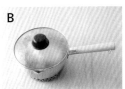

B

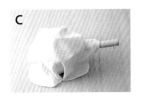

C

がんをやっつける！
いろいろなアブラナ科野菜

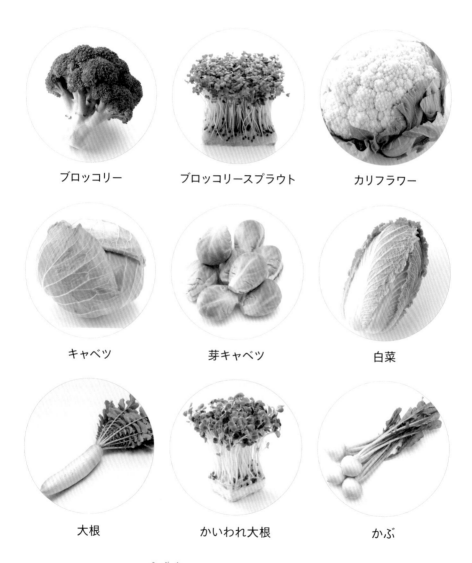

ブロッコリー　　　ブロッコリースプラウト　　　カリフラワー

キャベツ　　　芽キャベツ　　　白菜

大根　　　かいわれ大根　　　かぶ

※その他にも、高菜、壬生菜（みぶな）、西洋わさび（ホースラディッシュ）、タアサイ、マスタードグリーン、カイラン、パクチョイ、カラードグリーン、ケール、コールラビ、ルタバガ（スウェーデンカブ）などがある

アブラナ科野菜は、β-カロテン、ビタミンC、葉酸などの栄養素だけでなく、ナトリウムの排出を助けて血圧を下げるカリウムなど、ミネラルも豊富です！

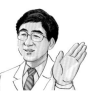

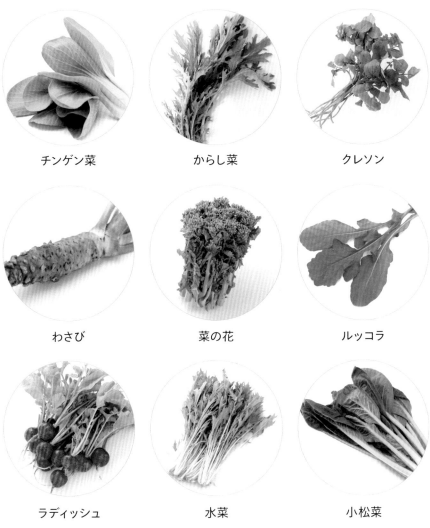

チンゲン菜

からし菜

クレソン

わさび

菜の花

ルッコラ

ラディッシュ

水菜

小松菜

がんをやっつける！
おすすめの「＋ミロシナーゼ」

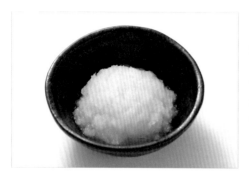

おろし

大根おろし、かぶおろしなど

さまざまなスープにマッチして、オールマイティに使える。ポタージュに入れるとトロミが増す

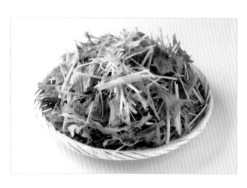

葉物

水菜、ルッコラ、クレソンなど

食べやすく切って入れるだけでOK！多めに、または大きめのカットで入れるとスープをサラダ感覚で楽しめる

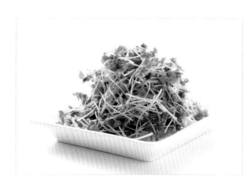

スプラウト

ブロッコリースプラウト、かいわれ大根など

ブロッコリースプラウトは、スルフォラファンが豊富で超おすすめ！シャキシャキとした歯ごたえも◎

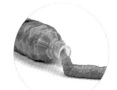

粉やチューブの
わさびでも OK!

わさび

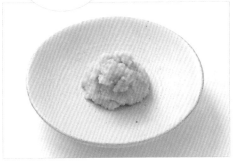

和風の澄まし汁や味噌汁に合う。
日本わさびはもちろん、西洋わさ
び、粉やチューブのわさびでも同
じ抗がん効果を得られる

ラディッシュ

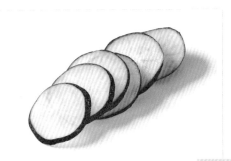

彩り鮮やかで、40℃スープの見栄
えがグッとアップ！スライスやみ
じん切りにして、加えるとよい

POINT ビタミンCには、ミロシナーゼの
活性を高める効果がある。レモン
などを加えると抗がん効果アップ！

アブラナ科野菜を煮たスープを、40℃以下に冷ましてか
ら加える生のアブラナ科野菜を、本書では
「＋ミロシナーゼ」と呼んでいます。スープの風味に
合わせて、お好みのものを加えれば OK です！

白菜の自然な甘味と
豆乳のコクが溶け合うやさしい風味

白菜の豆乳スープ
＋ブロッコリー
スプラウト

材料（1人分）

白菜……100g
豆乳……150ml
水……50ml
ブロッコリースプラウト……適量
白だし……小さじ1

作り方

①白菜は、食べやすく切る
②鍋に豆乳と水を入れて中火にかけ、沸騰したら白菜を加え、
　弱火にして煮る
③白菜が煮えたら火を止め、白だしで調味する
④40℃以下まで冷めたら器に盛り、食べやすい長さに切ったブ
　ロッコリースプラウトをのせる

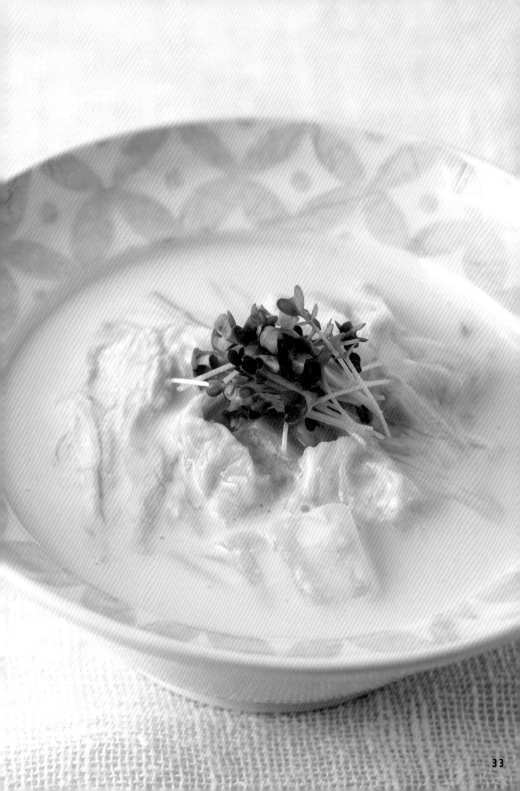

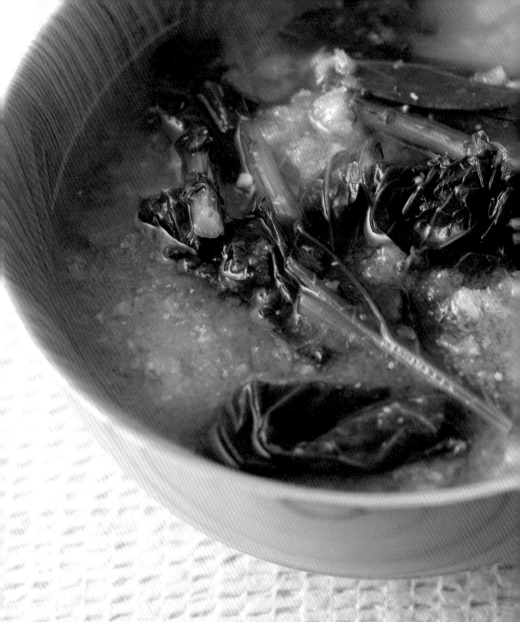

かぶ 1 本だけでできる！
シンプルでおいしい味噌汁

材料（1人分）

かぶの葉……100g
だし（27 ページ参照）……150ml
かぶおろし……100g
味噌……大さじ 1/2

作り方

①かぶの葉は、食べやすく切る
②鍋にだしを入れて中火にかけ、沸騰したらか
　ぶの葉を加え、弱火にして煮る
③かぶの葉が煮えたら味噌を溶き、火を止める
④ 40℃以下まで冷めたらかぶおろしを加えて
　軽く混ぜ、器に盛る

かぶの葉の味噌汁
＋かぶおろし

ほっこりした大根と
　シャキシャキのかいわれがおいしい

大根の味噌汁
＋かいわれ大根

材料（1人分）
大根……100g
だし（27ページ参照）……150ml
かいわれ大根……適量
味噌……大さじ 1/2

作り方
①大根は、せん切りにする
②鍋にだしを入れて中火にかけ、沸騰したら大根を加え、弱火
　にして煮る
③大根が煮えたら味噌を溶き、火を止める
④ 40℃以下まで冷めたら、食べやすい長さに切ったかいわれ大
　根を加えて軽く混ぜ、器に盛る

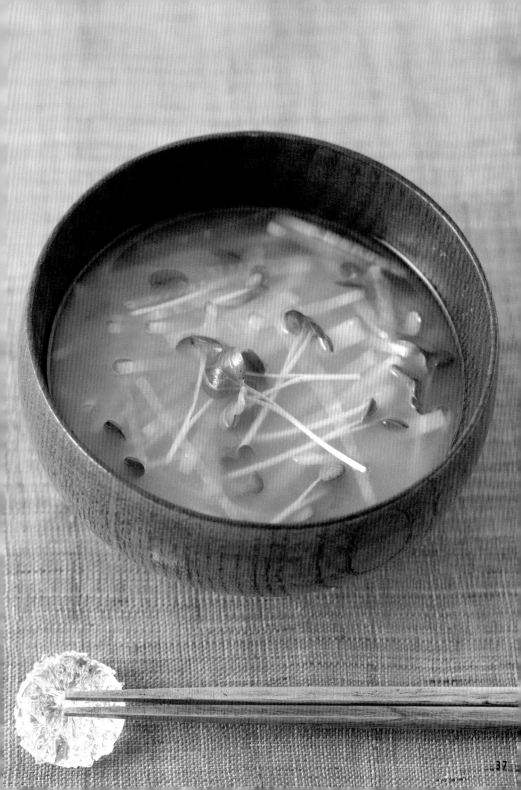

菜の花のさわやかな苦みと
わさびの香りが醸す
春の味

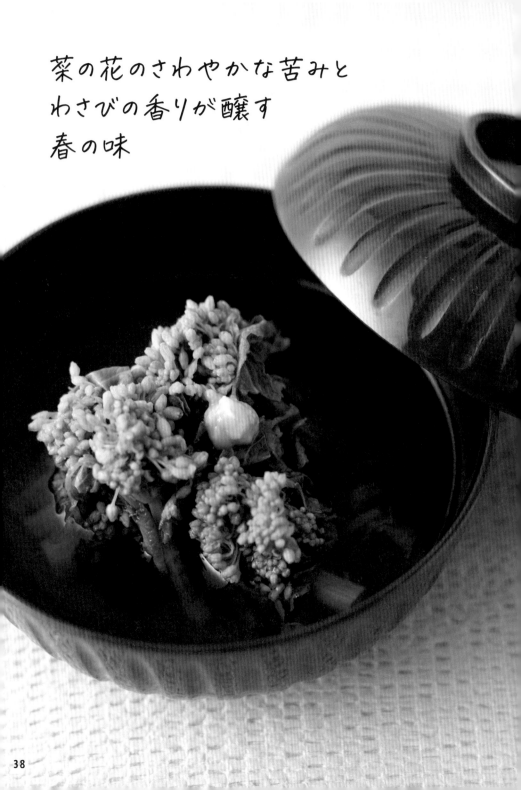

菜の花の吸い物
＋おろしわさび

材料（1人分）
菜の花……80g
だし（27ページ参照）……150ml
おろしわさび……適量
薄口しょうゆ……小さじ1/2

作り方
①菜の花は、食べやすく切る
②鍋にだしを入れて中火にかけ、沸騰したら菜の花を加え、弱火にして煮る
③菜の花が煮えたら火を止め、薄口しょうゆで調味する
④40℃以下まで冷めたら器に盛り、おろしわさびをのせる

たっぷりのかぶが溶け込んだ
口当たりなめらかなポタージュ

かぶの豆乳ポタージュ
＋かぶおろし

材料（1人分）

かぶ……100g
豆乳……150ml
かぶおろし……100g
コンソメ（顆粒）……小さじ 1/2
塩……少々
こしょう（粗挽き）……少々

作り方

①かぶは、1㎝角に切る
②鍋にかぶと豆乳を入れて中火にかけ、沸騰したら弱火にして
　煮る
③かぶが柔らかくなったらコンソメと塩を加えて混ぜ、火を止
　める
④ 40℃以下まで冷めたらかぶおろしを加え、ミキサーにかける
⑤器に盛ってこしょうを振る

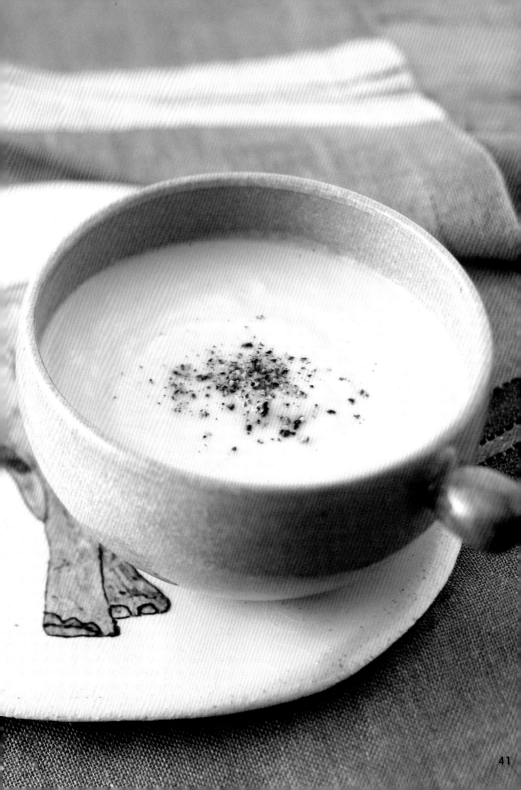

カリフラワーの風味が引き立つ
サラリと軽やかな口あたりのポタージュ

カリフラワーの ポタージュ ＋ブロッコリー スプラウト

材料（1人分）

カリフラワー……100g
牛乳……150ml
ブロッコリースプラウト……適量
コンソメ（顆粒）……小さじ1/2
塩……少々
こしょう……少々

作り方

①カリフラワーは、小さめの乱切りにする
②鍋にカリフラワーと牛乳を入れて中火にかけ、沸騰したら弱火にして煮る
③カリフラワーが柔らかくなったらコンソメと塩、こしょうを加えて混ぜ、火を止める
④40℃以下まで冷めたらミキサーにかける
⑤器に盛り、食べやすい長さに切ったブロッコリースプラウトをのせる

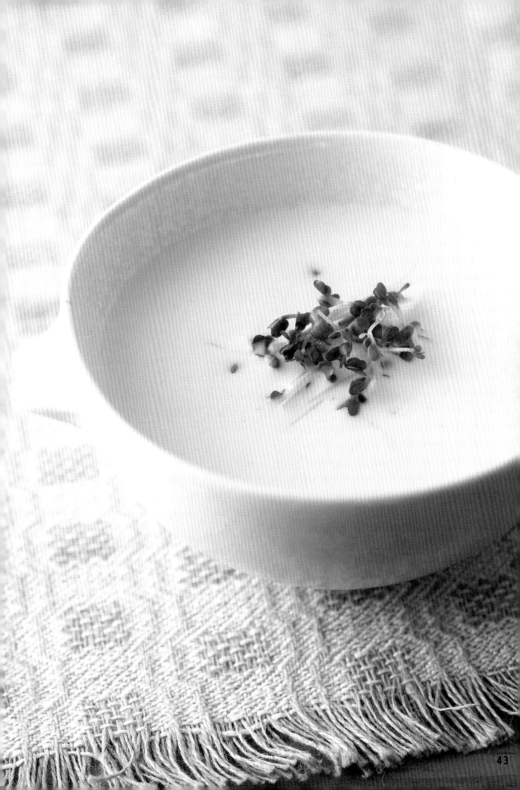

ラディッシュが映える
　チンゲン菜のシンプルなスープ

チンゲン菜の
中華スープ
　　ラディッシュ

チンゲン菜……100g
水……200ml
ラディッシュ……1個
鶏がらスープの素（顆粒）……小さじ1/2

①チンゲン菜は、食べやすく切る
②鍋に水を入れて中火にかけ、沸騰したらチンゲン菜を加え、弱
　火にして煮る
③チンゲン菜が煮えたら鶏がらスープの素を加えて混ぜ、火を止
　める
④40℃以下まで冷めたら器に盛り、スライスしたラディッシュを
　のせる

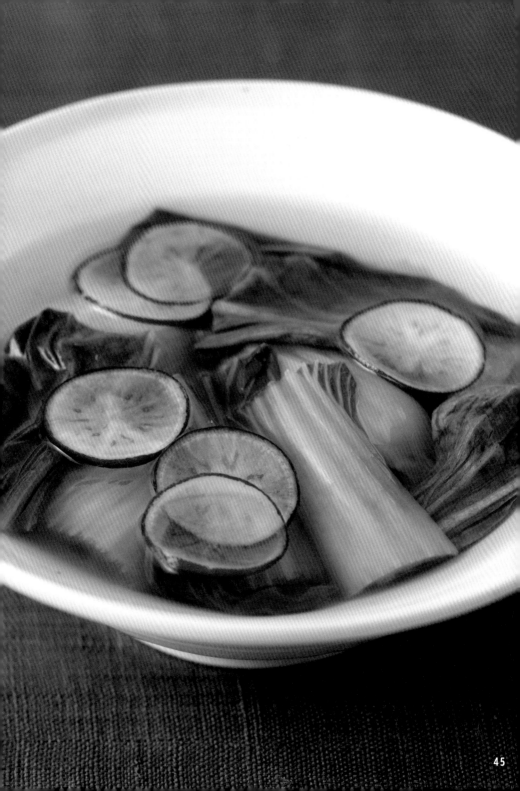

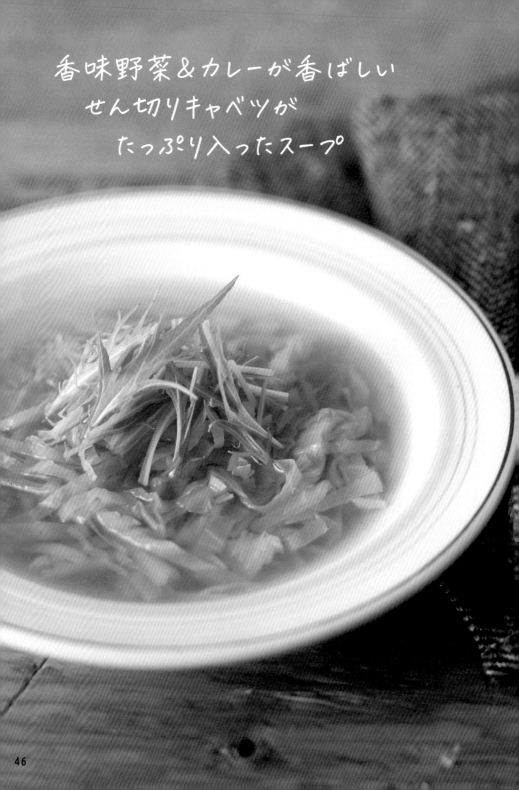

香味野菜＆カレーが香ばしい
せん切りキャベツが
たっぷり入ったスープ

46

キャベツの
カレースープ＋水菜

材料（1人分）

- キャベツ……100g
- スープ（27ページ参照）……150ml
- 水菜……適量
- おろしにんにく……小さじ 1/2
- おろししょうが……小さじ 1/2
- カレー粉……小さじ 1/2
- 塩……少々
- こしょう……少々

作り方

① キャベツは、せん切りにする
② 鍋にスープを入れて中火にかけ、沸騰したらキャベツを加え、弱火にして煮る
③ キャベツが煮えたら、おろしにんにくとおろししょうが、カレー粉、塩、こしょうを加えて混ぜ、火を止める
④ 40℃以下まで冷めたら器に盛り、食べやすい長さに切った水菜をのせる

がんをやっつける！
おすすめの主食のとり方

主食をとらない

ごはんやパン、うどん、そば、中華麺、パスタなどの主食は、毎食とる必要はありません。また、主食だけの食事は、やめるべきでしょう。理想的な食事は、低糖質で食物繊維が豊富な食品にたんぱく質を組み合わせたメニューです。

1食分の糖質は
20g以下にする

糖質は、1膳の白米のごはん（約150g）には約50g、コンビニのおにぎり1個には約30g、食パン1枚には約20g含まれています。参考にして、糖質の摂取量を調節してください。

食物繊維が豊富な
主食を選ぶ

食物繊維が豊富な玄米は、白米と比べて、同じ量でも糖質の吸収が抑えられるため、食後血糖値の上昇度が半分程度で済みます。ごはんは白米よりは玄米、パンや麺類は小麦粉よりも全粒粉を使ったものを選びましょう。

じゃがいもなどの
いも類は要注意

いも類には食物繊維が豊富ですが、それより圧倒的に多い糖質が含まれています。特にマッシュポテトのように柔らかく加工したじゃがいもでんぷんは、砂糖と同じくらい食後高血糖値が急上昇するので要注意です。

多くの主食に含まれる糖質は、がん細胞の発生と増殖のスピードを促進するエネルギー源となります。つまり、がんの予防や治療の観点からいえば、糖質の摂取は極力控えるべきなのです。まず言えることは、主食は必ずしも毎食とる必要はないということです。

第3章

がんをやっつける 40℃スープ ＋オメガ3・ オリーブオイルレシピ

アブラナ科野菜が持つ抗がん効果を MAX に高める 40℃スープに、オメガ3やオリーブオイルを組み合わせれば、がんの予防や治療における最強の食事メニューになります。

オメガ3・オリーブオイルを プラスする効果とは？

比較項目	飽和脂肪酸	不飽和脂肪酸		一価不飽和脂肪酸（オレイン酸）
		多価不飽和脂肪酸		
		オメガ6	オメガ3	
多く含まれる油脂と食品	肉、卵、乳製品などの動物性食品（ラード、バター、牛脂など）	大豆油、ごま油、コーン油、麻の実油など	魚類、亜麻仁油、えごま油、くるみなど	オリーブオイル、アボカド、ナッツ類など
がん細胞への影響	がん細胞の発生・増殖・転移を促進、悪化させる	がん細胞の発生・増殖・転移を促進、悪化させる	がん細胞の発生・増殖・転移を抑制する。抗がん剤の効果を向上させる	がん細胞の発生・増殖・転移を抑制する。抗がん剤の効果を向上させる
その他、健康への影響	炎症、血栓の形成を促進する	炎症、血栓の形成を促進する	炎症や痛みを抑制する。心血管や脳神経を保護する	酸化や炎症を抑制する。免疫力を増強する
病気との関連	がんや脳卒中など、多くの病気のリスクを高める	がんや脳卒中など、多くの病気のリスクを高める	がんや心臓病、認知症、脳卒中のリスクを抑える	がんや心臓病、認知症、脳卒中のリスクを抑える
がんをやっつけるためには？	なるべく摂取量を抑える必要がある（必須脂肪酸ではあるが、意識しないと摂り過ぎるので要注意！）	積極的に摂るようにする（飽和脂肪酸の摂取を抑えるとともに、オメガ6：オメガ3比を2：1以下にするように、オメガ3の摂取量を増やすよう心がける）		

食事で摂取された脂肪の一部は、その構造や性質を保ったまま細胞膜にとり込まれる。その結果、食事で摂る脂肪酸の種類によって、細胞の性質が変わってくる。がんをやっつけるためには、飽和脂肪酸やオメガ6を減らし、オメガ3やオレイン酸を増やすことが重要になる！

アブラナ科野菜に、

オメガ3とオリーブオイルを組み合わせたメニューは、

がん予防・治療において最強の食事といえるでしょう。

食事で摂取された脂肪は、

代謝されてエネルギー源になるだけでなく、

細胞膜の構成成分として細胞内にとり込まれます。

一口に脂肪といっても、左の表のとおり

多くのバリエーションがありますが、

脂肪の構造や性質は変わらないままとり込まれるため、

脂肪の種類によって細胞の性質は変化します。

飽和脂肪酸やオメガ6を摂り過ぎると、

がん細胞の発生頻度が高くなり、

また、その増殖のスピードは加速され、

転移もしやすくなります。

逆にオメガ3やオレイン酸を豊富に摂れば、

がんの発生は抑制され、

増殖や転移もしにくくなるだけでなく、

抗がん剤の効果も向上します。

野菜の甘みが溶け出した
トマトスープに
オメガ3オイルで
ヘルシーさを手軽にプラス！

アブラナ科野菜の ミネストローネ ＋ブロッコリー スプラウト

材料（1人分）

- かぶ……30g
- キャベツ……30g
- ブロッコリー……30g
- 玉ねぎ……20g
- カットトマト（缶詰）……50g
- スープ（27ページ参照）……150ml
- ブロッコリースプラウト……適量
- おろしにんにく……小さじ1/2
- 塩……少々　こしょう……少々
- オメガ3オイル（亜麻仁油、えごま油、しそ油など）……小さじ1

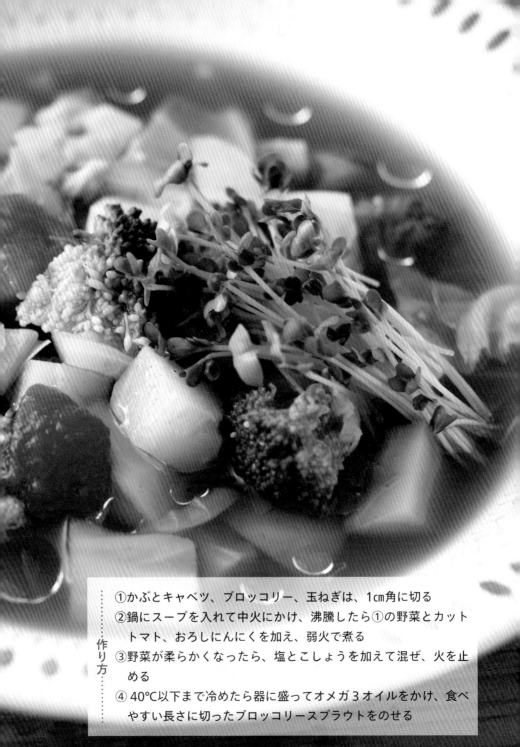

作り方

① かぶとキャベツ、ブロッコリー、玉ねぎは、1cm角に切る

② 鍋にスープを入れて中火にかけ、沸騰したら①の野菜とカットトマト、おろしにんにくを加え、弱火で煮る

③ 野菜が柔らかくなったら、塩とこしょうを加えて混ぜ、火を止める

④ 40℃以下まで冷めたら器に盛ってオメガ3オイルをかけ、食べやすい長さに切ったブロッコリースプラウトをのせる

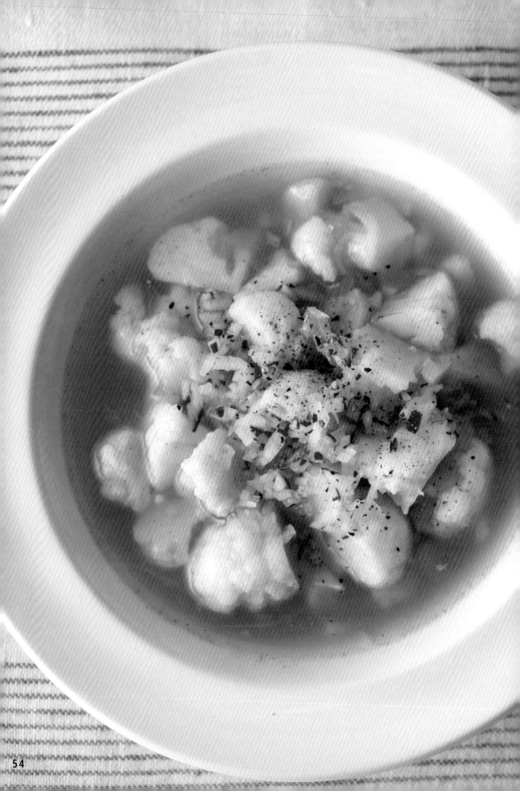

カレー＆にんにく＆オリーブオイル
香りの三重奏が楽しめるお手軽スープ

カリフラワーの
カレーにんにくスープ
ラディッシュ

材料（1人分）

カリフラワー……80g
玉ねぎ……20g
スープ（27ページ参照）……150ml
ラディッシュ……1個
おろしにんにく……小さじ1/2
カレー粉……小さじ1/2
塩……少々
こしょう（粗挽き）……少々
オリーブオイル……小さじ1

作り方

①カリフラワーは、1cm角に切る。玉ねぎは、みじん切りにする
②フライパンにオリーブオイルとおろしにんにくを入れ、弱火にかける
③にんにくがきつね色になったら玉ねぎを加えて、中火で炒める
④カリフラワーとスープを加えて、沸騰したら弱火にして煮込む
⑤カリフラワーに火が通ったら、カレー粉、塩で調味して火を止める
⑥40℃以下まで冷めたら器に盛り、みじん切りにしたラディッシュをのせ、こしょうを振る

さばの水煮缶を使えば超簡単！
栄養もたっぷりの大阪伝統の味

船場汁
＋おろしわさび

材料（1人分）
大根……100g
さばの水煮（缶詰）……1/2 缶
水……150ml
おろしわさび……適量
白だし……小さじ 1

作り方
①大根は、いちょう切りにする
②鍋に水と大根、さばの水煮を汁ごと入れ、中火にかける
③沸騰したら弱火にして煮込む
④大根が煮えたら火を止め、白だしで調味する
⑤40℃以下まで冷めたら器に盛り、おろしわさびをのせる

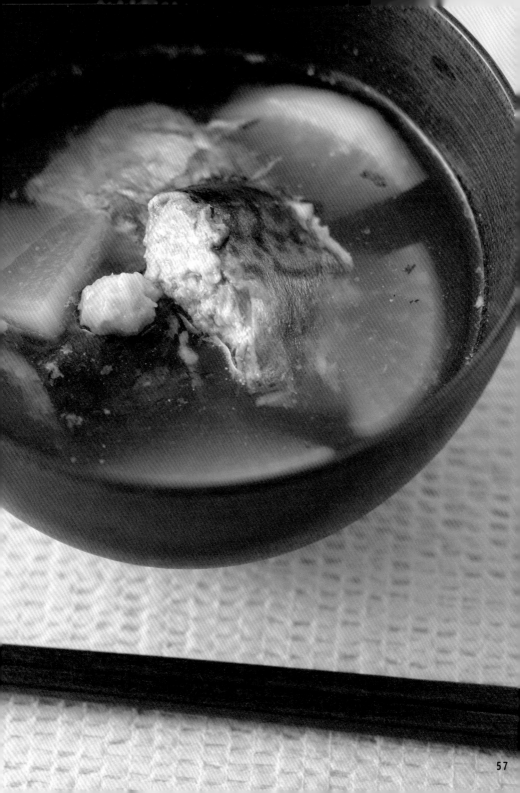

芽キャベツの甘味と
さばの脂のコクがおいしい味噌汁

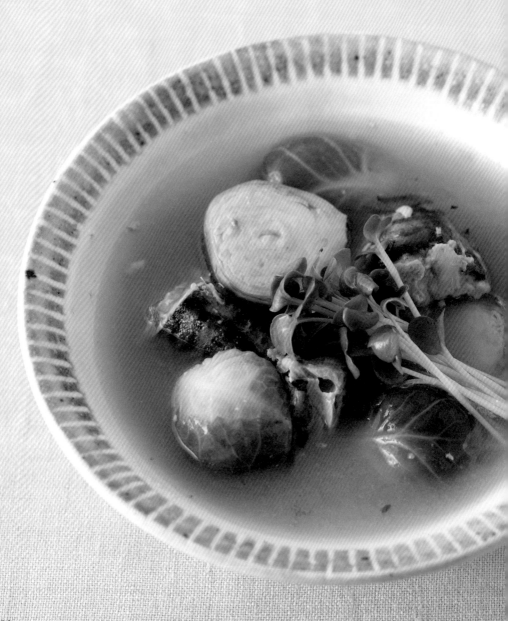

さばと芽キャベツの
味噌汁
＋かいわれ大根

材料（1人分）

芽キャベツ……3個
さばの水煮（缶詰）……1/2缶
水……150ml
かいわれ大根……適量
味噌……大さじ 1/2

作り方

①芽キャベツは、半分に切る
②鍋に水と芽キャベツ、さばの水煮を汁ごと入れ、中火にかける
③芽キャベツが煮えたら味噌を溶き、火を止める
④40℃以下まで冷めたら器に盛り、食べやすい長さに切ったかいわれ大根をのせる

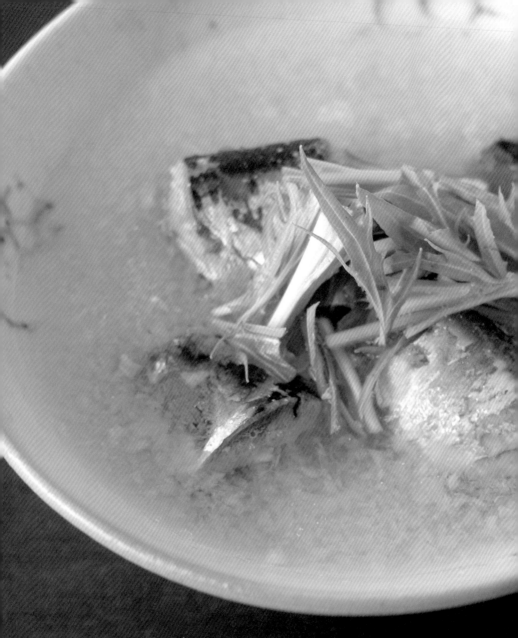

いわしの風味を
　　大根おろしがまろやかに引き立てる

大根おろし……100g
いわしの水煮（缶詰）……1/2 缶
水……150ml
水菜……適量
白だし……小さじ 1

① 鍋に水と大根おろし、いわしの水煮を汁ごと入れ、中火にかける
② 沸騰したら弱火し、白だしを加えて 5 分煮たら火を止める
③ 40℃以下まで冷めたら器に盛り、食べやすく切った水菜をのせる

いわしのみぞれ汁 ＋水菜

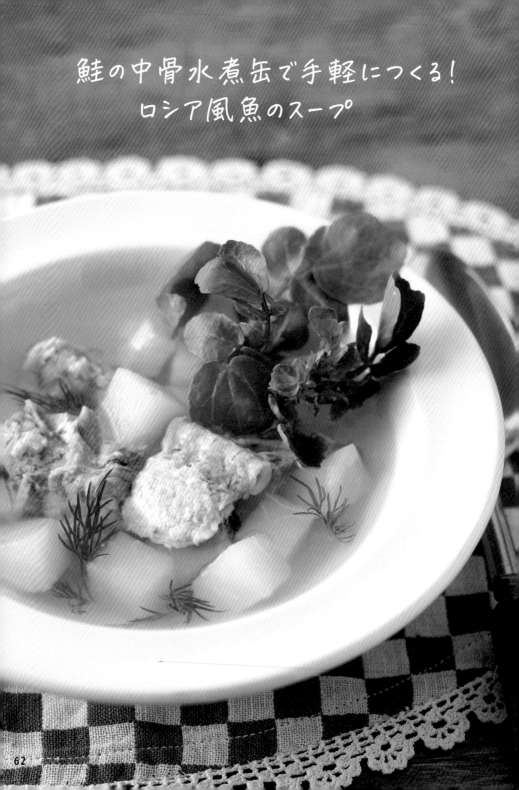

鮭の中骨水煮缶で手軽につくる！
ロシア風魚のスープ

鮭とかぶのウハー ＋クレソン

材料（1人分）

かぶ……100g
鮭の中骨水煮（缶詰）……1/2缶
水……150ml
クレソン……適量
塩……少々
こしょう……少々
ディル（生でも乾燥でも可）……適量

作り方

①かぶは、1cm角に切る
②鍋に水とかぶ、鮭の中骨水煮を汁ごと入れ、中火にかける
③かぶに火が通ったら、塩、こしょうで調味し、ディルを加えて火を止める
④40℃以下まで冷めたら器に盛り、食べやすく切ったクレソンをのせる

森のバターは栄養の宝庫！
鮮やかなグリーンが美しいポタージュ

アボカドと ブロッコリーの ポタージュ＋ルッコラ

材料
（1人分）

ブロッコリー……50g
アボカド……50g
牛乳……150ml
ルッコラ……適量
コンソメ（顆粒）……小さじ 1/2
塩……少々
こしょう……少々

作り方

①ブロッコリーと種をとって皮をむいたアボカドは、小さめの乱切りにする
②鍋に牛乳を入れて中火にかけ、沸騰したらブロッコリーとアボカドを加え、弱火にして煮る
③ブロッコリーが柔らかくなったらコンソメと塩、こしょうを加えて混ぜ、火を止める
④40℃以下まで冷めたらミキサーにかける
⑤器に盛り、食べやすく切ったルッコラをのせる

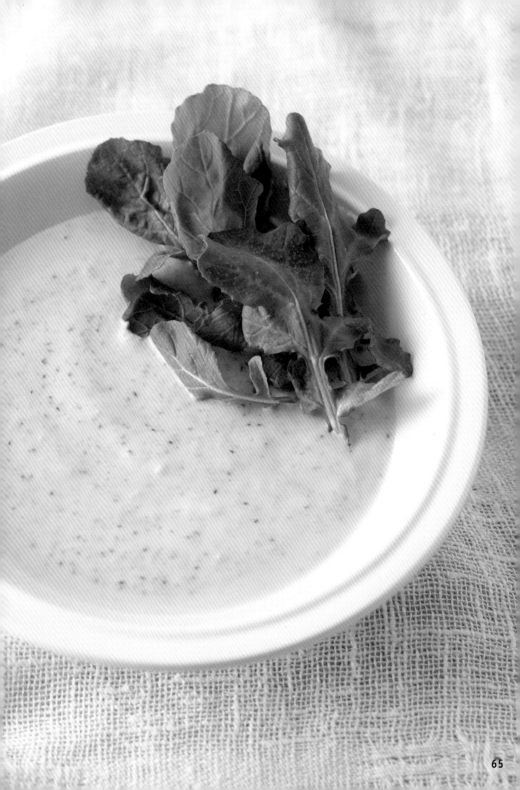

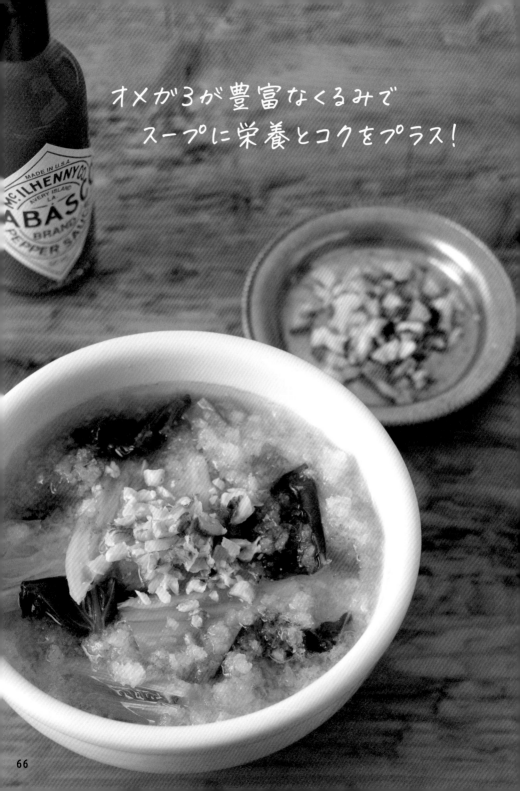

オメガ3が豊富なくるみで
スープに栄養とコクをプラス!

66

白菜と小松菜の
スパイシースープ
＋かぶおろし

材料（1人分）

白菜……50g
小松菜……50g
スープ（27 ページ参照）……100ml
かぶおろし……50g
おろしにんにく……小さじ 1/2
おろししょうが……小さじ 1/2
タバスコ……適量
塩……少々
こしょう……少々
くるみ……適量

作り方

① 白菜と小松菜は、食べやすく切る
② 鍋にスープを入れて中火にかけ、沸騰したら白菜と小松菜、おろしにんにく、おろししょうがを加え、弱火にして煮る
③ 野菜が煮えたら火を止め、塩、こしょうで調味する
④ 40℃以下まで冷めたらかぶおろしを加えて混ぜ、器に盛ってタバスコを振り、刻んだくるみをのせる

がんをやっつける！
おすすめの油の使い分け方

サラダはオメガ3
加熱調理はオリーブオイル

オイルについては、50 〜 51 ページでくわしく解説しました。亜麻仁油やえごま油などのオメガ3は、40℃スープに加えるのはOK ですが、炒め物や焼き物など高熱の加熱調理に使用すると酸化してしまうので、基本的にはサラダのドレッシングなど非加熱の調理に使用します。加熱調理には、酸化しにくいオリーブオイルを使いましょう。

中鎖脂肪酸も
おすすめ

ココナッツオイルや MCT オイルなどの中鎖脂肪酸は、習慣的に摂ることで内臓脂肪を減少させ、メタボリック症候群を改善する効果があります。ココナッツオイルは、加熱調理にも使えます。MCT オイルは加熱調理には向きませんが、無味無臭なのでさまざまな食品に添加して利用できます。

がん細胞の発生と増殖を抑えるためには、食事に使うオイル選びは非常に重要です。50 〜 51 ページでも解説しましたが、ラードやバター、牛脂などの飽和脂肪酸、大豆油やごま油、コーン油、麻の実油などのオメガ6、またトランス脂肪酸を多く含むマーガリンやショートニングなどの油脂類や、これらの油脂を多く使う食品は、控えたほうがよいでしょう。

第４章

がんをやっつける
40℃スープ
＋たんぱく質レシピ

三大栄養素のたんぱく質が少ない食事は、どうしても炭水化物（糖質）が増えやすく、がんのリスクが高くなります。たんぱく質を40℃スープに足して、積極的に摂りましょう。

たんぱく質を
プラスする効果とは？

◎超おすすめ
魚

たんぱく質だけでなく、
オメガ3も豊富！

○おすすめ
牛乳・乳製品

チーズやヨーグルトな
どの発酵食品は特に◎

○おすすめ
豆類・大豆製品

高たんぱく低カロリー
でおすすめ

※豆類は糖質も多いの
　で、食べ過ぎには注
　意する

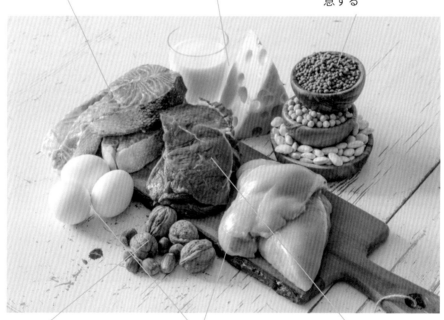

○おすすめ
ナッツ類

たんぱく質、オレイン
酸、多価不飽和脂肪酸
を豊富に含む。さらに、
食物繊維やビタミン、
ミネラルも豊富！

○おすすめ
鶏肉・卵

特にむね肉やささみ肉
がおすすめ

※飽和脂肪酸が多い鶏
　の皮の食べ過ぎには
　注意する

△控えめに
牛肉・豚肉・
加工肉

たんぱく質は豊富だが、
食べ過ぎると大腸がん
リスクが高くなる！

三大栄養素のたんぱく質は、
エネルギーになるだけでなく、
骨や筋肉をつくる原料になる重要な栄養素です。
また、食事中のたんぱく質の割合が減ると
炭水化物（糖質）が増えがちで、
がんのリスクが高まります。
たんぱく質は積極的に摂りましょう。

最もおすすめしたいのは魚です。
魚はたんぱく質が豊富なだけでなく、
抗がん作用のあるオメガ３の
EPA（エイコサペンタエン酸）と
DHA（ドコサヘキサエン酸）も豊富です。
つまり、アブラナ科野菜と魚を
組み合わせれば、がん予防・治療の
最強の食事になるのです。

スープ用の鶏肉を加えれば
たんぱく質もしっかり摂れる！

蒸し鶏入り
ブロッコリースープ
＋大根おろし

材料（1人分）

ブロッコリー……100g
蒸し鶏（27ページ参照）……50g
スープ（27ページ参照）……100ml
大根おろし……100g
白だし……小さじ1/2

作り方

① ブロッコリーは、食べやすく切る
② 鍋にスープを入れて中火にかけ、沸騰したらブロッコリーを加え、弱火にして煮る
③ ブロッコリーが好みの硬さに煮えたら火を止め、白だしで調味する
④ 40℃以下まで冷めたら大根おろしを加えて混ぜ、器に盛って食べやすく切った蒸し鶏をのせる

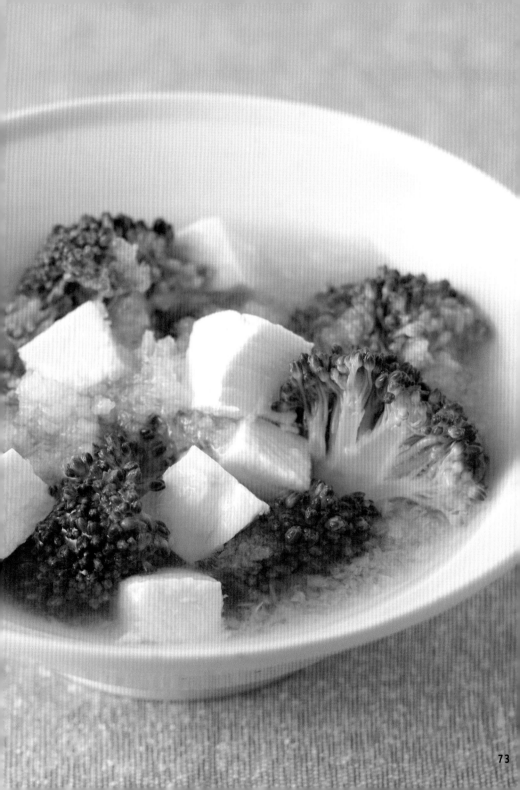

白菜のクタクタ感と甘味がおいしい
蒸し鶏をプラスしてボリュームも◎

蒸し鶏入り
柔らか白菜スープ
＋ラディッシュ

材料（1人分）
白菜……50g
蒸し鶏（27ページ参照）……50g
スープ（27ページ参照）……150ml
ラディッシュ……1個
塩……少々
こしょう……少々

作り方
①白菜は、食べやすく切る
②鍋にスープを入れて中火にかけ、沸騰したら白菜を入れ、弱火で
　煮る
③白菜が柔らかくなるまで煮て火を止め、塩、こしょうで調味する
④40℃以下まで冷めたら器に盛り、食べやすく切った蒸し鶏、せ
　ん切りにしたラディッシュをのせる

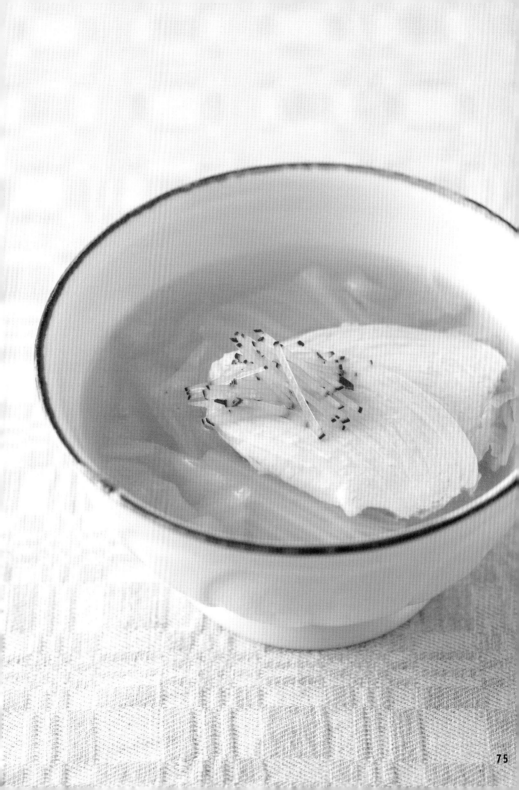

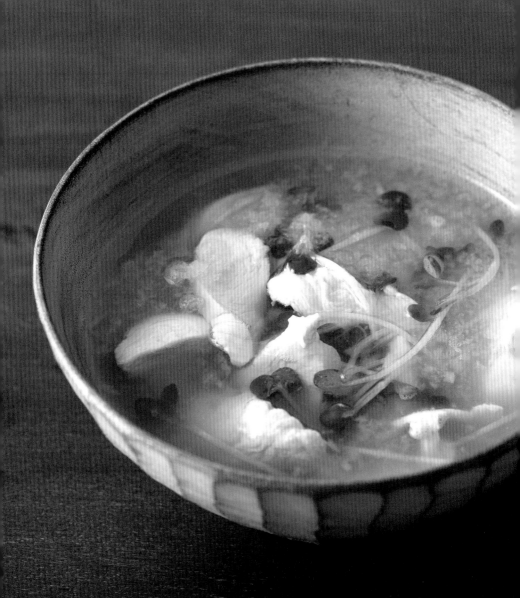

鶏のだしが溶け出した汁に
大根おろしの甘味が広がる味噌汁

鶏ささみ肉と
かいわれ大根の
味噌汁
＋大根おろし

材料（1人分）

かいわれ大根……30g
鶏ささみ肉……1本
だし（27ページ参照）……150ml
大根おろし……20g
味噌……大さじ1/2

作り方

①鶏ささみ肉は、食べやすく切る
②鍋にだしを入れ、中火にかける
③沸騰したら鶏肉を入れ、弱火で煮る
④鶏肉に火が通ったら味噌を溶き、食べやすい長さに
　切ったかいわれ大根を加えて混ぜ、火を止める
⑤40℃以下まで冷めたら大根おろしを加えて混ぜ、器
　に盛る

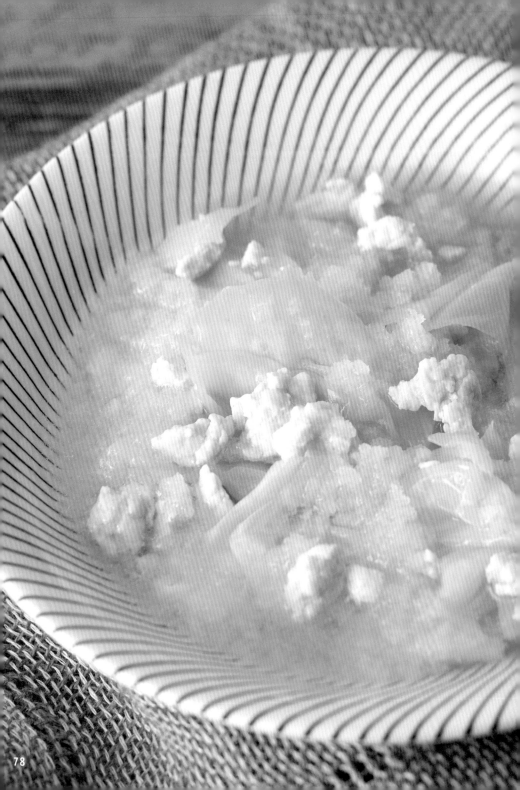

だしが出やすい鶏ひき肉を使って
手軽につくるキャベツのスープ

鶏ひき肉と
キャベツのスープ
＋かぶおろし

材料（1人分）

キャベツ……100g
鶏ひき肉……50g
スープ（27ページ参照）……150ml
かぶおろし……50g
オリーブオイル……小さじ1
おろしにんにく……小さじ1/2
塩……少々
こしょう……少々

作り方

① キャベツは、ざく切りにする
② フライパンにオリーブオイルとおろしにんにくを入れ、弱火にかける
③ にんにくの香りがしてきたら中火にし、鶏ひき肉を加えて炒める
④ 鶏肉に火が通ったらキャベツを入れて軽く炒め、スープを加える
⑤ キャベツがしんなりしたら火を止め、塩、こしょうで調味する
⑥ 40℃以下まで冷めたらかぶおろしを加えて混ぜ、器に盛る

ふわふわの卵と
柔らかいかぶが
溶け合うスープ

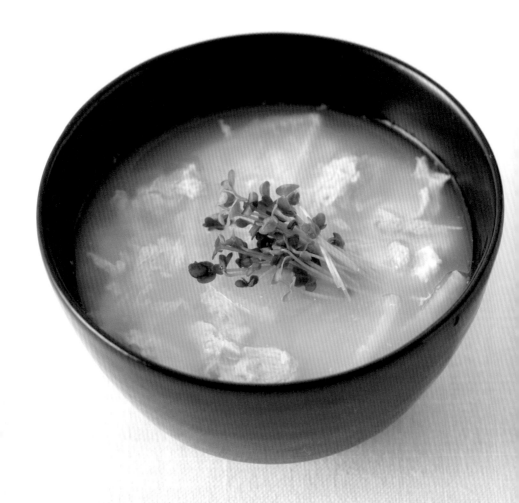

かぶのかきたま汁 ＋ブロッコリー スプラウト

材料（1人分）

かぶ……100g
卵……1個
スープ（27ページ参照）……150ml
ブロッコリースプラウト……適量
白だし……小さじ 1/2

作り方

① かぶは、いちょう切りにする
② 鍋にスープを入れて中火にかけ、沸騰したらかぶを入れ、弱火で煮る
③ かぶが柔らかくなったら、スープを箸で混ぜながら溶き卵を加え、白だしで調味して火を止める
④ 40℃以下まで冷めたら器に盛り、食べやすい長さに切ったブロッコリースプラウトをのせる

EPA & DHA がたっぷり！
伝統的なまぐろのスープ

小松菜入りねぎま汁
＋おろしわさび

材料（1人分）
小松菜……50g
まぐろ……50g
長ねぎ……50g
だし（27ページ参照）……150ml
おろしわさび……適量
めんつゆ……小さじ1
※まぐろは、脂身のある部分がよいが赤身でもよい

作り方
①小松菜は食べやすく切る。まぐろと長ねぎは、1㎝角に切る
②鍋にだしを入れて中火にかけ、沸騰したらまぐろと長ねぎを入れ、弱火で煮る
③まぐろに火が通ったら小松菜を加えて火を止め、めんつゆで調味する
④40℃以下まで冷めたら器に盛り、おろしわさびをのせる

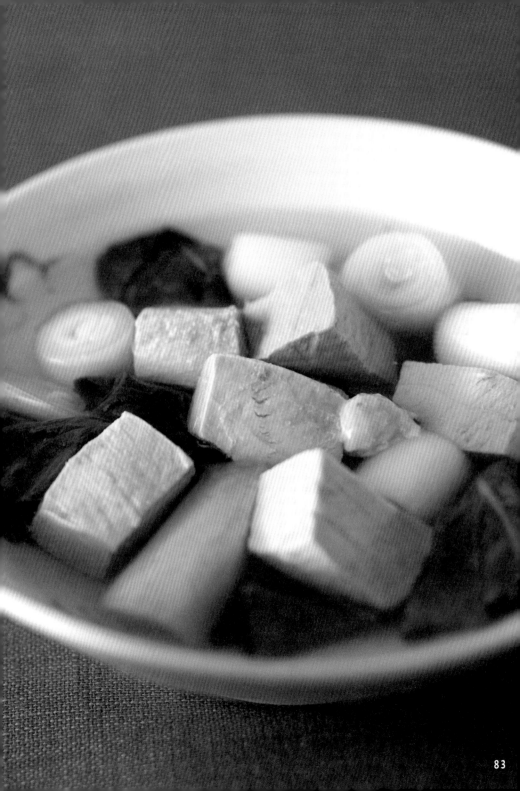

高たんぱく低カロリーの
　豆腐を加えて健康効果をアップ！

豆腐と菜の花の
吸い物
＋大根おろし

材料（1人分）

菜の花……50g
豆腐……50g
だし（27ページ参照）……100ml
大根おろし……50
白だし……小さじ1

作り方

①菜の花は食べやすく切る。豆腐は、1㎝角に切る

②鍋にだしを入れて中火にかけ、沸騰したら菜の花と豆腐を入れ、
　弱火で煮る

③菜の花がしんなりしたら火を止め、白だしで調味する

④40℃以下まで冷めたら大根おろしを加えて混ぜ、器に盛る

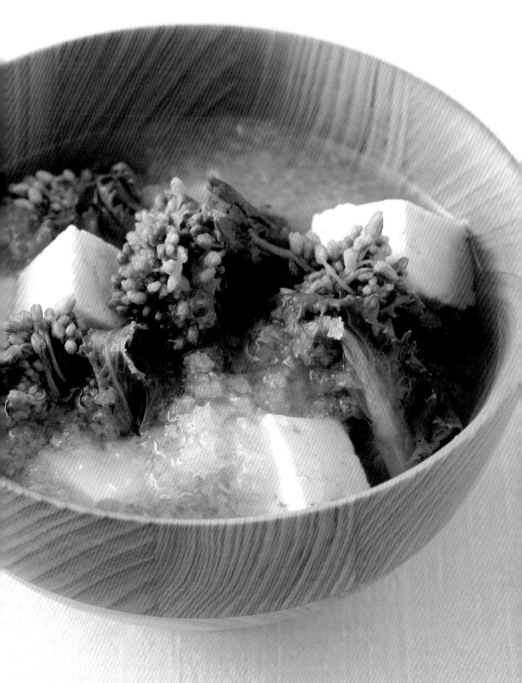

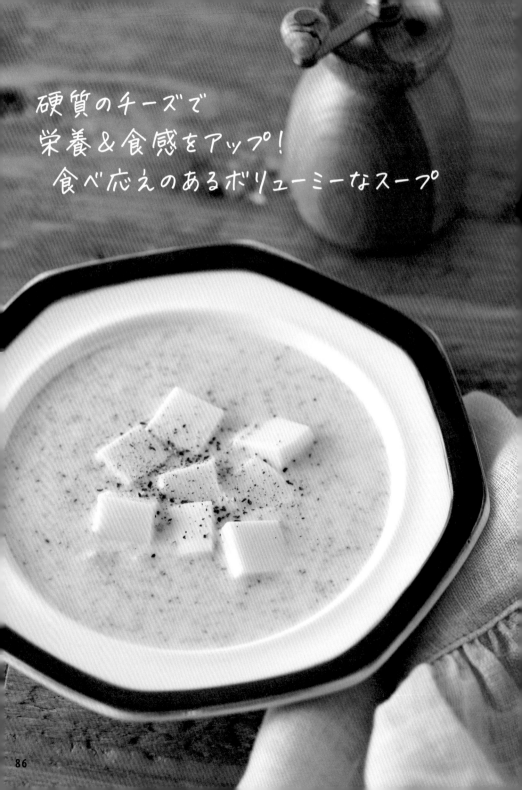

硬質のチーズで
栄養&食感をアップ！
食べ応えのあるボリューミーなスープ

チーズ入り
ブロッコリーの
ポタージュ
＋かぶおろし

材料（1人分）

- ブロッコリー……100g
- チーズ……50g
- 牛乳……150ml
- かぶおろし……100g
- コンソメ（顆粒）……小さじ 1/2
- 塩……少々
- こしょう（粗挽き）……少々
- ※チーズは、ゴーダチーズなどセミハードタイプのものがおすすめ

作り方

① ブロッコリーは、小さめの乱切りにする。チーズは、1cm角に切る
② 鍋にブロッコリーと牛乳を入れて中火にかけ、沸騰したら弱火にして煮る
③ ブロッコリーが柔らかくなったらコンソメと塩を加えて混ぜ、火を止める
④ 40℃以下まで冷めたらかぶおろしを加え、ミキサーにかける
⑤ 器に盛ってチーズを入れ、こしょうを振る

がんをやっつける！
おすすめのお酒の飲み方

醸造酒よりも蒸留酒を選ぶ。飲み過ぎにも注意！

酒類	分類	適量の目安 （1日分）	糖質量 （g/100g）
日本酒	醸造酒	1合程度	5
ビール	醸造酒	中瓶1本程度	3.1
白ワイン	醸造酒	グラス 2杯程度	2
赤ワイン	醸造酒	グラス 2杯程度	1.5
焼酎	蒸留酒	1/2合弱程度	0
ウイスキー・ ブランデー	蒸留酒	ダブル 1杯程度	0

出典：文部科学省「五訂増補 日本食品標準成分表」
および日本高血圧学会「ガイドライン2009」を参考に作成

がん細胞の発生と増殖のスピードを促進する糖質の摂取は、お酒を選ぶときにも注意してほしいと思います。上の表のように、日本酒やビール、ワインなどの醸造酒は糖質を含んでいますので、糖質を含まない焼酎、ウイスキー、ブランデーなどの蒸留酒がおすすめです。
もちろん、飲み過ぎないように注意しましょう。

第5章

がんをやっつける
40℃スープ
＋食物繊維レシピ

食物繊維は、腸の働きと腸内環境をよくして免疫力をアップし、がん細胞の発生と増殖を抑えます。また、発がん物質を排出、腸粘膜との接触も阻止して大腸がんの発生を予防します。

食物繊維を
プラスする効果とは？

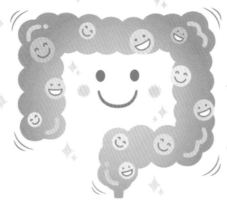

腸内細菌によって
発酵され、乳酸や
短鎖脂肪酸を生成し、
がん細胞の増殖を抑え、
免疫力をアップ！

水溶性食物繊維

不溶性食物繊維

便の量を増やして、
大腸運動を促進。
発がん物質を
吸着して排出し、
腸粘膜との接触を
阻止して、
大腸がんの発生を
予防する！

食物繊維には、

水溶性と不溶性の2種類があります。

水溶性食物繊維は、ビフィズス菌や乳酸菌、

酪酸菌などの善玉菌によって発酵され、
<small>らくさんきん</small>

乳酸や短鎖脂肪酸を生成することで、

腸の働きを活発にします。

腸には人体の免疫細胞の70%が集まっているので、

腸が元気になると免疫力がアップして、

がん細胞の発生と増殖を抑えることができます。

不溶性食物繊維は、

食品中の発がん物質を吸着したり、

また、便の量を増やして大腸運動を促進し、

腸粘膜との接触を阻止することで

大腸がんの発生を予防する作用があります。

食物繊維は、

きのこや海藻、粘りのある食品などのほか、

多くのアブラナ科野菜にも

豊富に含まれています。

酸っぱくて辛い！　おいしい！
食物繊維たっぷりのタイ風きのこスープ

かぶの葉入り
ゲーンヘット
＋かぶおろし

材料（1人分）

かぶの葉……50g
きのこ（しめじ、まいたけ、えのきだけ）……100g
玉ねぎ……1/4
とうがらし（乾燥）……適量
しょうが……10g
バジル……適量
水……150ml
かぶおろし……50g
コンソメ（顆粒）……小さじ 1/2
ナンプラー……小さじ 1
塩……少々
レモン汁……小さじ 1

作り方

①かぶの葉ときのこは食べやすく切る。玉ねぎは薄切り、とうがら
　しは輪切りにする
②鍋に水を入れて中火にかけ、沸騰したら①の野菜、包丁でつぶし
　たしょうが、バジル、コンソメを入れる
③再沸騰したら弱火にし、ナンプラー、塩、レモン汁で調味する
④40℃以下まで冷めたら器に盛り、かぶおろしをのせる

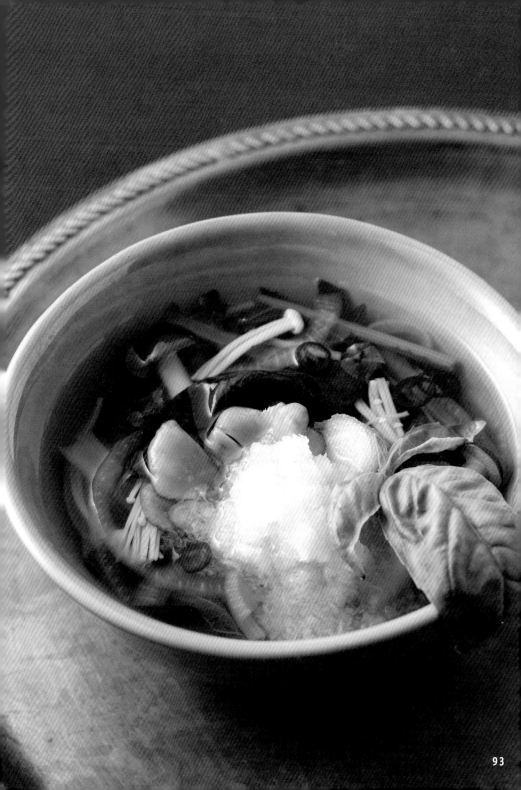

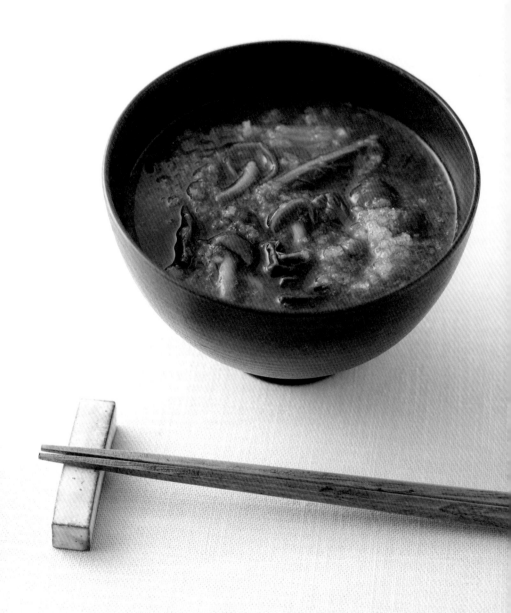

トロトロのなめこ＆大根おろしが
喉越しよくおいしいスープ

小松菜入り
なめこ汁
＋大根おろし

材料（1人分）
小松菜……50g
なめこ……50g
だし（27ページ参照）……150ml
大根おろし……20g
味噌……大さじ1/2

作り方
①小松菜は、食べやすく切る
②鍋にだしを入れ、中火にかける
③沸騰したら小松菜となめこを入れ、弱火で煮る
④再沸騰したら味噌を溶いて、火を止める
⑤40℃以下まで冷めたら大根おろしを加えて混ぜ、器に盛る

かいわれ大根のシャキシャキ感と
にんにくの香りでおいしさアップ!

大根入り
わかめスープ
＋かいわれ大根

材料（1人分）

大根……50g
生わかめ……50g
スープ（27 ページ参照）……150ml
かいわれ大根……適量
おろしにんにく……適量
めんつゆ……小さじ 1/2
こしょう……少々

作り方

①大根は、いちょう切りにする。わかめは、食べやすく切る
②鍋にスープを入れて中火にかけ、沸騰したら大根とおろしにんにくを入れ、弱火で煮る
③大根が柔らかくなったら、わかめを入れて火を止め、めんつゆ、こしょうで調味する
④40℃以下まで冷めたら器に盛り、食べやすい長さに切ったかいわれ大根をのせる

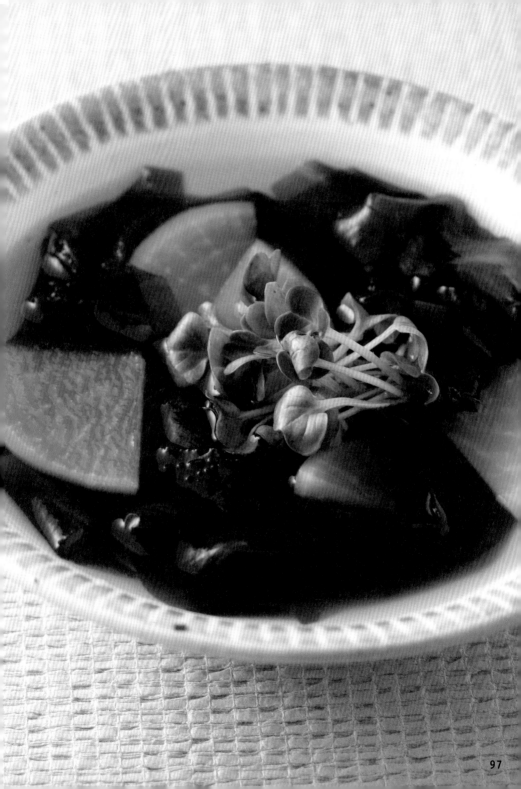

もずくの食物繊維が溶け出して
トロリと喉越しがよいスープ

かぶともずくの
スープ ＋ かぶおろし

かぶ……50g
もずく……50g
だし（27 ページ参照）……150ml
かぶおろし……50g
白だし……小さじ1

①かぶは、いちょう切りにする。もずくは、食べやすく切る
②鍋にだしを入れて中火にかけ、沸騰したらかぶを入れ、弱火で
　煮る
③かぶが柔らかく煮えたら、もずくを加えて火を止め、白だしで
　調味する
④40℃以下まで冷めたらかぶおろしを加えて混ぜ、器に盛る

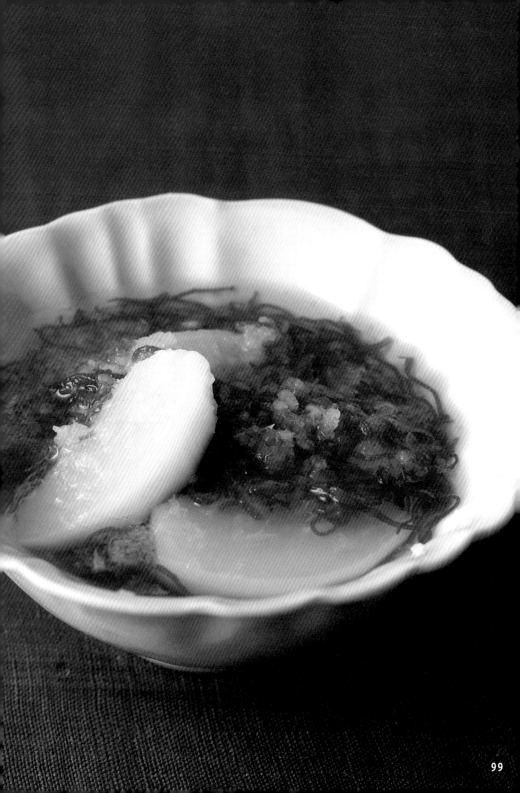

栄養満点の海苔がたっぷり！
磯の香が立ち上るお吸い物

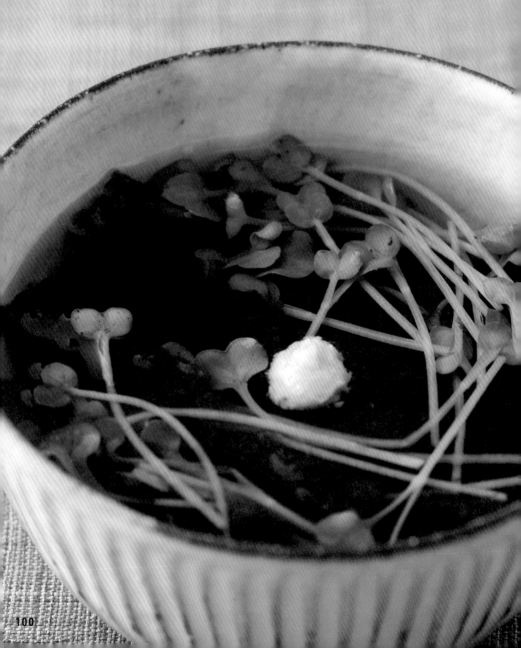

海苔と
かいわれ大根の
すまし汁
＋おろしわさび

材料（1人分）
かいわれ大根……50g
海苔……1枚（全型）
だし（27ページ参照）……100ml
おろしわさび……適量
白だし……小さじ1

作り方
① 鍋にだしを入れて中火にかけ、沸騰したら食べやすい長さに切ったかいわれ大根、適当にちぎった海苔を入れ、弱火でサッと煮る
② 火を止めて、白だしで調味する
③ 40℃以下まで冷めたら器に盛り、おろしわさびをのせる

栄養たっぷりの「王様の野菜」
モロヘイヤのトロトロスープ

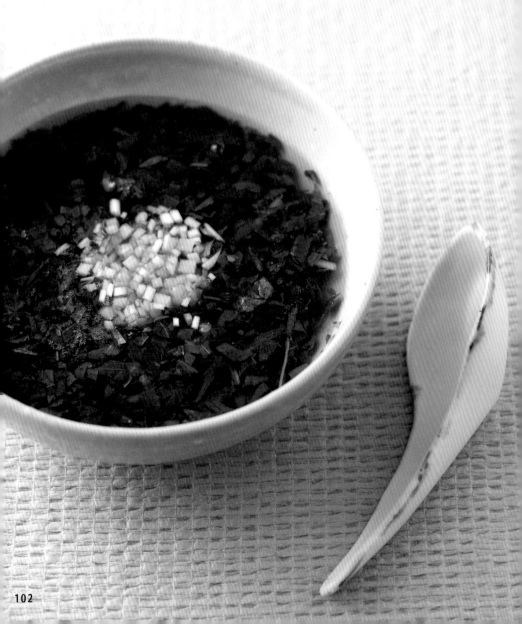

モロヘイヤと水菜の
にんにくスープ
＋水菜の茎

材料（1人分）
モロヘイヤ……50g
水菜……適量
スープ（27ページ参照）……150ml
おろしにんにく……適量
塩……少々
こしょう……少々

作り方
①モロヘイヤは、葉をつんでみじん切りにする。水菜の葉は食べやすく切り、茎はみじん切りにする
②鍋にスープを入れて中火にかけ、沸騰したらモロヘイヤと水菜の葉、おろしにんにくを入れ、弱火で煮る
③再沸騰したら火を止め、塩、こしょうで調味する
④40℃以下まで冷めたら器に盛り、水菜の茎をのせる

アボカドは食物繊維も豊富！
なめらかな舌触りのポタージュ

アボカドと大根の
ポタージュ
＋ブロッコリー
スプラウト

材料（1人分）
大根……50g
アボカド……1/2 個
牛乳……150ml
ブロッコリースプラウト……適量
コンソメ（顆粒）……小さじ 1/2
塩……少々

作り方

①大根は、せん切りにする。アボカドは種をとって皮をむき、1㎝
角に切る

②鍋に牛乳を入れて中火にかけ、沸騰したら大根とアボカドを加え、
弱火にして煮る

③大根が柔らかくなったらコンソメと塩を加えて混ぜ、火を止める

④ 40℃以下まで冷めたら、ミキサーにかける

⑤器に盛り、食べやすい長さに切ったブロッコリースプラウトをの
せる

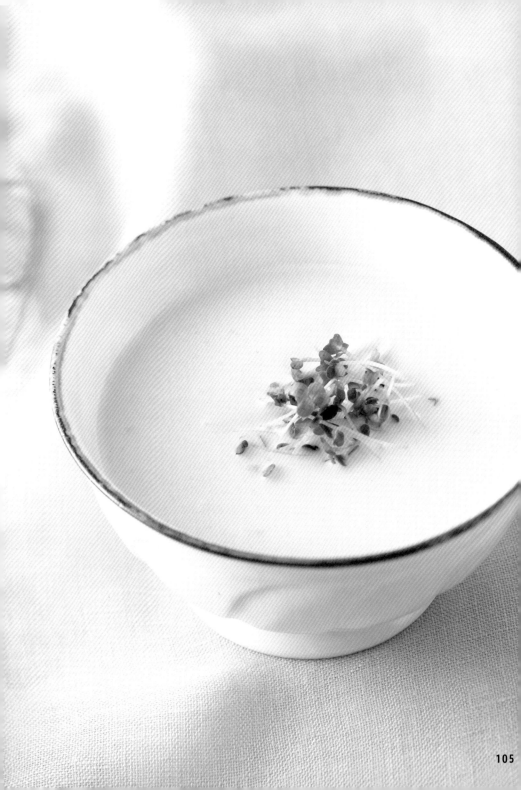

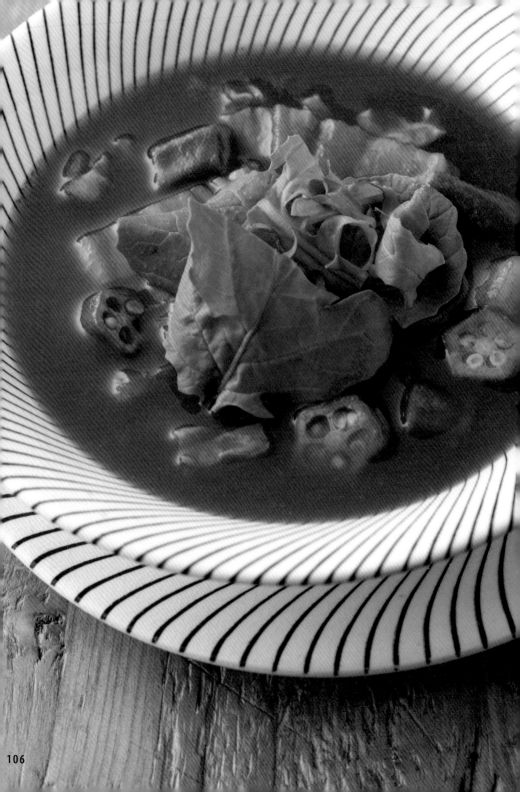

野菜の甘味が溶け込んだ
やさしい風味のトマトスープ

オクラと白菜の
トマトスープ
＋ルッコラ

材料（1人分）

白菜……50g
オクラ……2本
トマトジュース……150ml
水……50ml
ルッコラ……適量
コンソメ（顆粒）……小さじ 1/2
塩……少々
こしょう……少々

作り方

① 白菜は、食べやすく切る。オクラは、ヘタをとって 1cm
　角に切る
② 鍋にトマトジュースと水を入れて中火にかけ、沸騰した
　ら①の野菜とコンソメを入れる
③ 再沸騰したら火を止めて、塩、こしょうで調味する
④ 40℃以下まで冷めたら器に盛り、食べやすく切ったルッ
　コラをのせる

がんをやっつける！
おすすめの減塩の仕方

減塩する

塩分を抑えた薄味を心がけ、素材そのものの味を楽しみましょう。だしを効かせたり、酸味やスパイシーさを生かすと減塩しやすいです。また、食べ過ぎは塩分も摂り過ぎることになるのでやめましょう。

食物繊維を摂る

食物繊維を豊富に摂ることで、腸からの塩分の吸収を抑えることができます。おすすめの食材は、葉野菜やきのこ、海藻、切り干し大根、アボカドなどです。

カリウムを摂る

カリウムには、塩分であるナトリウムを排出する効果があります。減塩するだけでなく、カリウムを積極的に摂りましょう。おすすめの食材は、ほうれん草、アボカド、納豆、モロヘイヤ、切り干し大根、海藻、きのこなどです。

※腎機能が低下している人は、高カリウム血症の恐れがあるため、医師に相談すること

2011年に国立がん研究センターから発表された「がんを防ぐための新12か条」の中でも、減塩を心がける必要性が挙げられています。塩分の摂り過ぎが発症のリスクとなるがんの代表は、胃がんです。塩分の摂り過ぎは、胃の粘膜を傷つけてがん細胞の発生を促進することがわかっています。

第6章

がんをやっつける
40℃スープ
＋発酵食品レシピ

発酵食品を習慣的に摂れば、腸の善玉菌を増やすことができます。善玉菌は、悪玉菌の増殖や腸内の腐敗を抑え、便秘を防止、腸管免疫を活性化することで、多くのがんを予防します。

発酵食品を
プラスする効果とは？

ヨーグルトやチーズなど
乳酸菌やラクトフェリンが豊富！

漬物やキムチなど
乳酸菌が豊富！

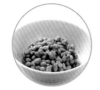

納豆
乳酸菌の餌となる納豆菌が豊富！

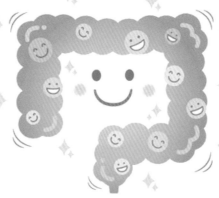

乳酸菌や納豆菌を豊富に含む発酵食品を
アブラナ科野菜とともに毎日摂ることで、
腸内環境を良化＆免疫力をアップして
がん細胞の発生や増殖を抑えよう！

腸内には、100兆個におよぶ細菌が棲息しています。
ウェルシュ菌などの腐敗菌（悪玉菌）は老化やガンを
促進し、逆にビフィズス菌などの乳酸菌（善玉菌）は、
悪玉菌の増殖や腸内の腐敗を抑制します。
乳酸菌は便秘を防止、腸管免疫を活性化し、
全身の免疫力を向上させるため、
さまざまなガンの予防に有効に働きます。
また、乳酸菌の細胞壁には発がん物質を吸着する
性質もあるので、乳酸菌を豊富に摂ることで、
がん細胞の発生を防ぐ効果も期待できます。
牛乳やヨーグルトに含まれるラクトフェリンという
たんぱく質はNK細胞を活性化し、がん細胞を
細胞死させる作用があることも報告されています。
腸内細菌の善玉菌を増やすためには、
ヨーグルトや漬物などの乳酸菌を豊富に含む食品、
また乳酸菌の餌となる納豆菌を含む
納豆などの発酵食品を
毎日摂り続けることが大切です。

ひきわり納豆ですり鉢いらず！
手軽につくれる簡単納豆汁

白菜入り納豆汁
＋おろしわさび

材料（1人分）

白菜……50g
ひきわり納豆……1パック
だし（27ページ参照）……150ml
おろしわさび……適量
味噌……大さじ1/2

作り方

①白菜は、短冊切りにする。ひきわり納豆は、箸で混ぜて粘りを出す
②鍋にだしを入れ、中火にかける
③沸騰したら白菜とひきわり納豆を入れ、弱火で煮る
④再沸騰したら味噌を溶いて、火を止める
⑤40℃以下まで冷めたら器に盛り、おろしわさびをのせる
※ひきわり納豆をすり鉢ですってから入れると、さらになめらかに仕上がる

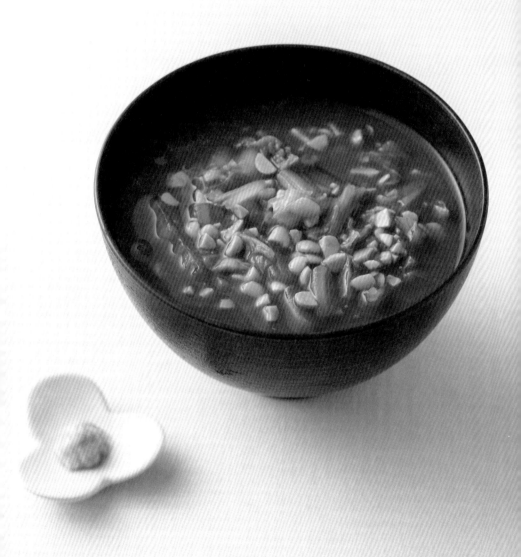

栄養豊かな
納豆と豆乳が溶け合った
深いコクが楽しめるスープ

小松菜と納豆の
豆乳スープ
＋かいわれ大根

材料（1人分）

小松菜……100g
納豆……1パック
豆乳……150ml
水……50ml
かいわれ大根……適量
めんつゆ……小さじ1

作り方

①小松菜は、食べやすく切る
②鍋に豆乳と水を入れて中火にかけ、沸騰したら小松菜と
　納豆を加え、弱火にして煮る
③小松菜が煮えたら火を止め、めんつゆで調味する
④40℃以下まで冷めたら器に盛り、食べやすい長さに切っ
　たかいわれ大根をのせる

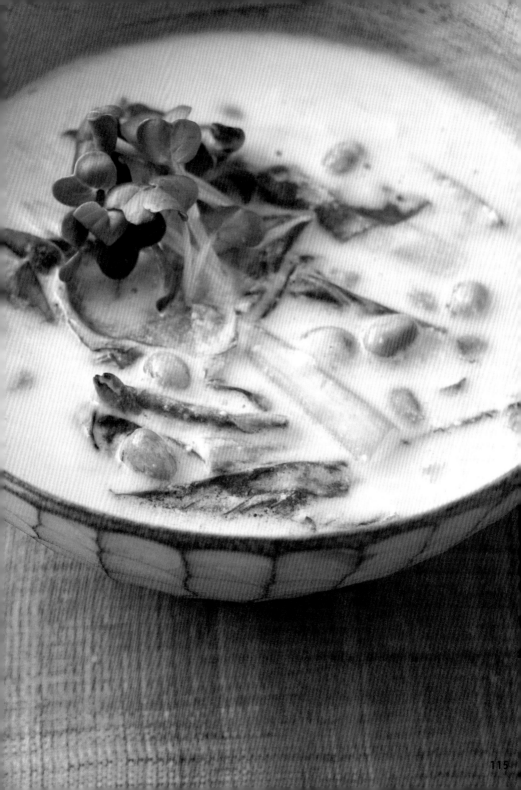

ヨーグルトときゅうりでつくる
ブルガリア風の
冷製スープ

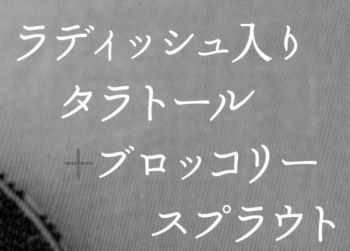

ラディッシュ入り
タラトール
＋ブロッコリー
スプラウト

※このレシピは、冷製スープです。その他の40℃スープと比較すると、抗がん効果はやや低くなります

材料（1人分）

ラディッシュ……2個
プレーンヨーグルト……150g
ブロッコリースプラウト……20g
きゅうり……1/2本
おろしにんにく……適量
ディル……適量
くるみ……適量
塩……小さじ1/2
オリーブオイル……小さじ1/2

作り方

①ラディッシュとブロッコリースプラウト、きゅうり、ディルはみじん切りにする
②ボウルに①とプレーンヨーグルト、おろしにんにく、塩、オリーブオイルを入れてよく混ぜる
③器に盛り、粗みじん切りにしたくるみをのせる

ヨーグルトの効果で
まろやかでコクのある風味が楽しめる

カリフラワーの
ヨーグルトカレー
スープ＋ルッコラ

材料（1人分）

カリフラワー……100g
プレーンヨーグルト……50g
ルッコラ……適量
玉ねぎ……50g
スープ（27 ページ参照）……150ml
おろしにんにく……適量
カレー粉……小さじ 1/2
塩……少々
こしょう……少々

作り方

①カリフラワーは、食べやすく切る。玉ねぎは、薄切りにする
②鍋にスープを入れて中火にかけ、沸騰したら①の野菜とおろ
　しにんにく、カレー粉を入れ、弱火で煮る
③カリフラワーが好みの硬さに煮えたら火を止め、プレーンヨー
　グルトを加えて、塩、こしょうで調味する
④ 40℃以下まで冷めたら器に盛り、みじん切りにしたルッコラ
　をのせる

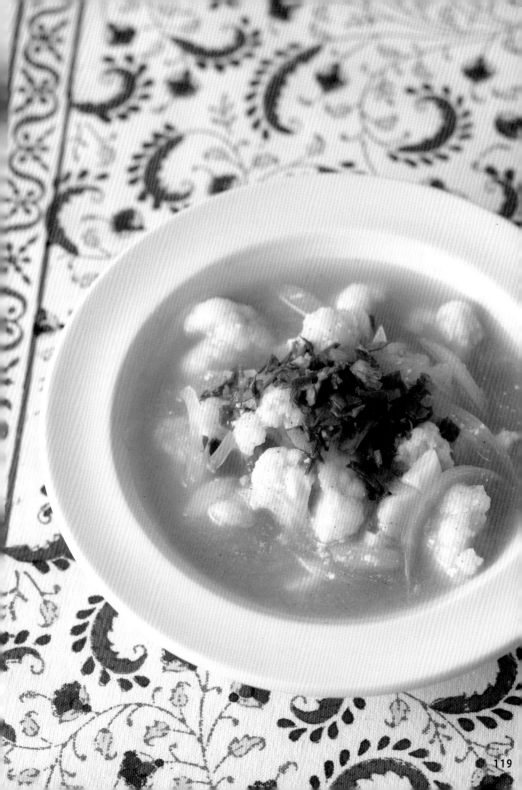

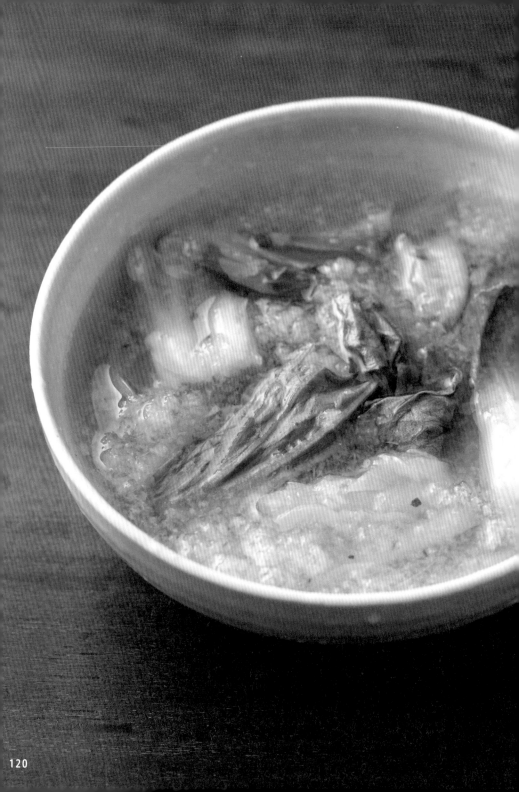

キムチのピリ辛と大根おろしの甘味が
引き立てあうおいしさ

チンゲン菜の
キムチスープ
＋大根おろし

材料（1人分）
チンゲン菜……100g
キムチ（白菜）……50g
スープ（27 ページ参照）……150ml
大根おろし……50g
めんつゆ……小さじ 1/2

作り方
①チンゲン菜は食べやすく切る
②鍋にスープを入れて中火にかけ、沸騰したらチンゲン
菜とキムチを入れ、弱火で煮る
③チンゲン菜が好みの硬さに煮えたら火を止め、めんつ
ゆで調味する
④ 40℃以下まで冷めたら大根おろしを入れて混ぜ、器に
盛る

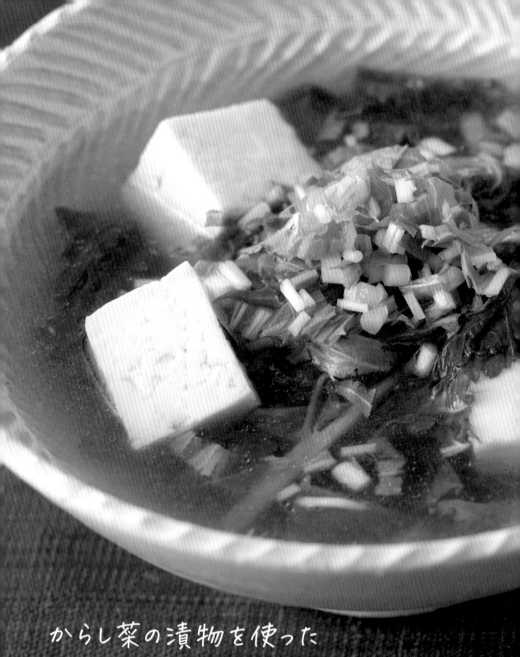

からし菜の漬物を使った
沖縄風の炒め料理を
スープにアレンジ！

材料（1人分）

からし菜の漬物……50g
豆腐……50g
スープ（27ページ参照）……150ml
水菜……適量
オリーブオイル……小さじ1
※生のからし菜を使う場合は、塩もみして冷蔵庫で2〜3日置いてから使うとよい

作り方

①からし菜の漬物は、食べやすく切る。豆腐は1cm角に切る
②フライパンにオリーブオイルを入れて中火にかけ、からし菜の漬物を加えて炒める
③スープと豆腐を加えて、弱火で煮る
③再沸騰したら火を止める
④40℃以下まで冷めたら器に盛り、みじん切りにした水菜をのせる

チキナー・チャンプルースープ ＋水菜

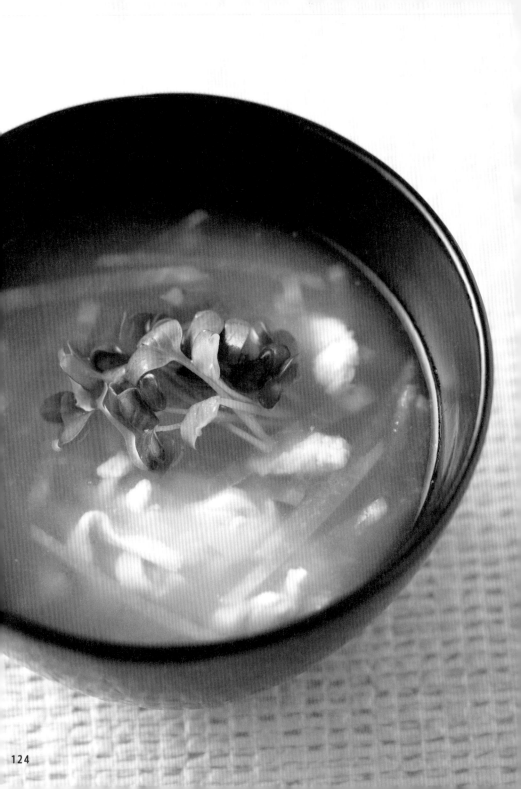

すいとん風のチーズがおいしい！
栄養たっぷりの味噌汁

大根のチーズ味噌汁
＋かいわれ大根

材料（1人分）
大根……50g
ピザ用チーズ……20g
だし（27ページ参照）……100ml
豆乳……50ml
かいわれ大根……適量
味噌……大さじ1/2

作り方
①大根は、せん切りにする
②鍋にだしと豆乳を入れ、中火にかける
③沸騰したら大根を入れ、弱火で煮る
④再沸騰したら味噌を溶き、チーズを入れて火を止める
⑤40℃以下まで冷めたら器に盛り、食べやすい長さに切ったかいわれ大根をのせる

野菜の旨味がぐんと引き立つ！
ブロッコリーの親子スープ

ブロッコリーの
塩麹スープ
＋ブロッコリー
スプラウト

材料（1人分）
ブロッコリー……100g
スープ（27 ページ参照）……150ml
ブロッコリースプラウト……適量
塩麹……小さじ 1/2

作り方
①ブロッコリーは、食べやすく切る
②鍋にスープを入れて中火にかけ、沸騰したらブロッコリーを
　入れ、弱火で煮る
③ブロッコリーが好みの硬さに煮えたら火を止め、塩麹で調味
　する
④40℃以下まで冷めたら器に盛り、食べやすい長さに切ったブ
　ロッコリースプラウトをのせる

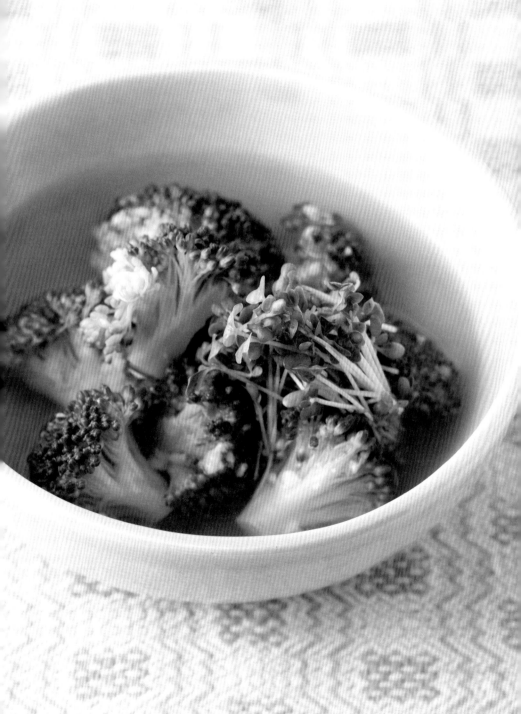

福田 一典（ふくだ かずのり）

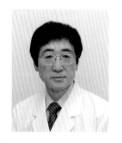

銀座東京クリニック　院長

医学博士。福岡県出身。1953年生まれ。1978年熊本大学医学部卒業。熊本大学医学部（外科）、久留米大学医学部（病理学）、北海道大学医学部（生化学）、アメリカ・バーモント大学医学部（生化学）で、がんの臨床と基礎研究をおこなう。1992年より株式会社ツムラ・中央研究所部長として漢方薬理の研究に従事。1995年より国立がんセンター研究所・がん予防研究部・第一次予防研究室室長として、がん予防の研究をおこなう。1998年より岐阜大学医学部東洋医学講座の助教授として、東洋医学の臨床および研究や教育に従事。2002年に銀座東京クリニックを開設し、がんの漢方治療と補完・代替医療を実践している。『からだにやさしい漢方がん治療』（主婦の友社）、『がんとの共存を目指す漢方がん治療』（ルネッサンス・アイ）など著書多数。監修書に『TJMOOK 医者が教える！「効く」薬』『TJMOOK 決定版！胃腸を強くする名医のワザ』（宝島社）などがある。

本文イラスト
P14-15 葉物野菜を食べる青虫 ろじ / PIXTA（ピクスタ）／ P14-19 キャラクター 徳宮なっつ / PIXTA（ピクスタ）
本文写真
P28-29 ブロッコリー tojiko / PIXTA（ピクスタ）ブロッコリースプラウト momo / PIXTA（ピクスタ）カリフラワー midori_chan / PIXTA（ピクスタ）キャベツ kari / PIXTA（ピクスタ）芽キャベツ years / PIXTA（ピクスタ）白菜 tojiko / PIXTA（ピクスタ）大根 rogue / PIXTA（ピクスタ）かいわれ大根 K321 / PIXTA（ピクスタ）かぶ years / PIXTA（ピクスタ）ラディッシュ masa / PIXTA（ピクスタ）チンゲン菜 ふじもりたけし / PIXTA（ピクスタ）からし菜 マハロ / PIXTA（ピクスタ）クレソン ykokamoto / PIXTA（ピクスタ）わさび ふじもりたけし / PIXTA（ピクスタ）ルッコラ Ystudio / PIXTA（ピクスタ）小松菜 years / PIXTA（ピクスタ）菜の花 sihuzahu / PIXTA（ピクスタ）水菜 masa / PIXTA（ピクスタ）／ P30-31 大根おろし masa / PIXTA（ピクスタ）水菜 MIKO / PIXTA（ピクスタ）おろしわさび masa / PIXTA（ピクスタ）チューブわさび 赤城一人 / PIXTA（ピクスタ）ブロッコリースプラウト K321 / PIXTA（ピクスタ）ラディッシュ Digifoodstock / PIXTA（ピクスタ）／ P70-71 たんぱく質 NaumenkoOS / PIXTA（ピクスタ）／ P90-91・P110-111 腸内環境 マツキヨ / PIXTA（ピクスタ）／ P110-111 納豆 midori_chan / PIXTA（ピクスタ）チーズ 株式会社デザインメイト / PIXTA（ピクスタ）ヨーグルト マイケローニ / PIXTA（ピクスタ）キムチ midori_chan / PIXTA（ピクスタ）漬物 株式会社デザインメイト / PIXTA（ピクスタ）

がんをやっつける40℃（よんじゅうど）スープ　医師（いし）が考案（こうあん）した最強（さいきょう）の抗（こう）がんレシピ

2023年（令和5年）5月21日　初版第1刷発行

著 者	福田　一典
発行者	石井　悟
発行所	株式会社自由国民社
	東京都豊島区高田 3-10-11 〒 171-0033　電話 03-6233-0781（代表）
造 本	Ｊ Ｋ
印刷所	株式会社シナノ
製本所	新風製本株式会社

©2023 Printed in Japan